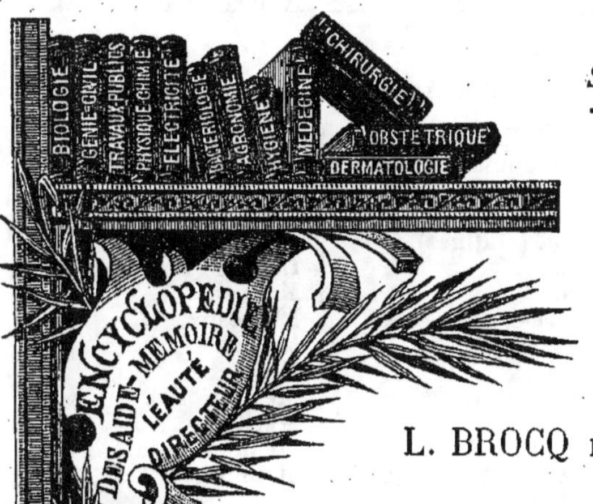

L. BROCQ ET L. JACQUET

PRÉCIS ÉLÉMENTAIRE

DE DERMATOLOGIE

DIFFORMITÉS CUTANÉES

Deuxième édition

MASSON ET Cⁱᵉ

GAUTHIER-VILLARS

ENCYCLOPÉDIE SCIENTIFIQUE DES AIDE-MÉMOIRE

COLLABORATEURS

Section du Biologiste

MM.

Arloing (S.).
Arsonval (d').
Artault.
Auvard.
Azoulay.
Ballet (Gilbert).
Bar.
Barré (G.).
Barthélemy.
Bauby.
Baudouin (M.).
Bazy.
Beauregard (H.).
Beille.
Bérard (L.).
Bergé.
Bergonié.
Bérillon.
Berne (G.).
Berthault.
Blanc (Louis).
Bodin (E.).
Bonnaire.
Bonnier (P.).
Brault.
Brissaud.
Broca.
Brocq.
Brun.
Brun (H. de).
Carrion.
Castex.
Catrin.
Cazal (du).
Cazeneuve.
Cestan.
Chantemesse.
Charrin.
Charvet.
Chatin (J.).
Collet (J.).
Cornevin.
Courtet.
Cozette.
Cristiani.
Critzman.
Cuénot (L.).
Dallemagne.
Dastre.
Dehérain.
Delobel.
Delorme.
Demmler.
Demelin.
Dénucé.

MM.

Desmoulins (A.).
Dubreuilh (W.).
Dutil.
Duval (Mathias).
Ehlers.
Etard.
Fabre-Domergue.
Faisans.
Féré.
Fernbach (A.).
Florand.
Filhol (H.)
François-Franck (Ch.)
Galippe.
Gasser.
Gautier (Armand).
Gérard-Marchant.
Gilbert.
Girard (Aimé).
Girard (A.-Ch.).
Giraudeau.
Girod (P.).
Gley.
Gombault.
Grancher.
Gréhant (N.).
Hallion.
Hanot.
Hartmann (H.).
Henneguy.
Hénocque.
Houdaille.
Jacquet (Lucien).
Joffroy.
Kayser.
Kœhler.
Labat.
Labit.
Lalesque.
Lambling.
Lamy.
Landouzy.
Langlois (P.).
Lannelongue.
Lapersonne (de).
Larbalétrier.
Laulanié.
Lavarenne (de).
Laveran.
Lavergne (Dr).
Layet.
Le Dantec.
Legry.
Lemoine (G.).
Lermoyez.

MM.

Lesage.
Letulle.
L'Hote.
Loubié (H.).
Loverdo (J. de).
Magnan.
Malpeaux.
Martin (A.-J.).
Maygrier.
Mégnin (P.),
Merklen.
Meunier (Stanislas).
Meunier (Victor).
Meyer (Dr).
Monod.
Moussous.
Napias.
Nocard.
Noguès.
Olivier (Ad.).
Olivier (L.).
Ollier.
Orschansky.
Peraire.
Perrier (Edm.).
Pettit.
Peyrot.
Poix.
Polin.
Pouchet (G.).
Pozzi.
Prillieux.
Ravaz.
Reclus.
Retterer.
Roché (G.).
Roger (H.).
Roux.
Roule (L.).
Ruault.
Schlœsing fils.
Séglas.
Sérieux.
Tissier (Dr).
Thoulet (J.).
Trouessart.
Trousseau.
Vallon.
Vanverts (J.).
Weill-Mantou (J.).
Weiss (G.).
Winter (J.).
Wurtz.

ENCYCLOPÉDIE SCIENTIFIQUE

DES

AIDE-MÉMOIRE

PUBLIÉE

SOUS LA DIRECTION DE M. LÉAUTÉ, MEMBRE DE L'INSTITUT

Brocq et Jacquet — Précis de Dermatologie, II   1

Ce volume est une publication de l'Encyclopédie scientifique des Aide-Mémoire ; L. Isler, Secrétaire général, 20, boulevard de Courcelles, Paris.

ENCYCLOPÉDIE SCIENTIFIQUE DES AIDE-MÉMOIRE

PUBLIÉE SOUS LA DIRECTION

DE M. LÉAUTÉ, MEMBRE DE L'INSTITUT.

PRÉCIS ÉLÉMENTAIRE

DE DERMATOLOGIE

PAR

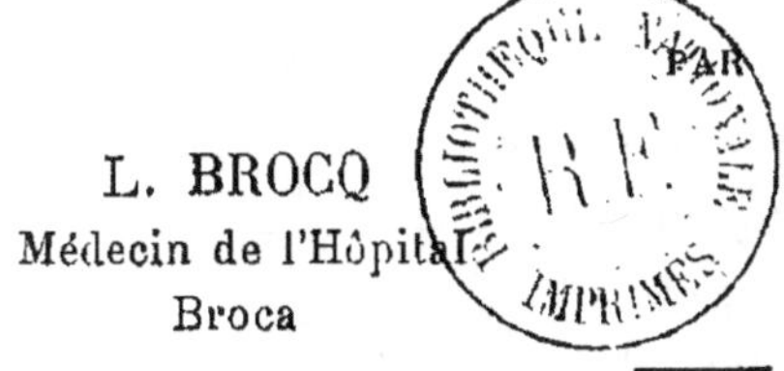

L. BROCQ
Médecin de l'Hôpital
Broca

L. JACQUET
Médecin des Hôpitaux
de Paris

MALADIES EN PARTICULIER

I

DEUXIÈME ÉDITION

MASSON ET Cie, ÉDITEURS,
LIBRAIRES DE L'ACADÉMIE DE MÉDECINE
Boulevard Saint-Germain, 120

GAUTHIER-VILLARS,
IMPRIMEUR-ÉDITEUR
Quai des Grands-Augustins, 55

Ce Précis de Dermatologie comprend, dans son ensemble, 5 volumes ainsi répartis :

I. *Pathologie générale cutanée;*
II. *Difformités cutanées, éruptions artificielles, dermatoses parasitaires;*
III. *Dermatoses microbiennes et néoplasies;*
IV. *Dermatoses inflammatoires;*
V. *Dermatoses d'origine nerveuse.*

Le cinquième volume contient, en outre, un *Formulaire thérapeutique* pour toutes les maladies de la peau.

Chaque volume forme un tout et se vend séparément.

DEUXIÈME PARTIE

MALADIES EN PARTICULIER

I

Ce volume comprend :

1° DIFFORMITÉS CUTANÉES.
2° ÉRUPTIONS ARTIFICIELLES.
3° DERMATOSES PARASITAIRES.

    a) PARASITES ANIMAUX.

    (BROCQ)

    b) PARASITES VÉGÉTAUX.

    (JACQUET)

I

DIFFORMITÉS CUTANÉES

Nous donnons le nom de difformités cutanées à toutes les modifications des téguments qui ne sont pas d'origine accidentelle. Ce ne sont donc pas, à proprement parler, des maladies de la peau, mais de simples anomalies, les unes congénitales, les autres dues à l'évolution naturelle des tissus suivant les âges.

Ainsi défini, ce groupe est des plus vastes, et l'on peut même se demander s'il ne faut pas y faire rentrer certaines tumeurs jusqu'ici considérées comme acquises.

Quoi qu'il en soit, suivant les idées actuellement acceptées, nous diviserons les difformités cutanées en : *difformités cutanées circonscrites ou nœvi* et en *difformités cutanées généralisées ou diffuses*.

I. DIFFORMITÉS CUTANÉES CIRCONSCRITES OU NŒVI

Les *nœvi* ou *nœvi materni*, sont des altérations congénitales de la couleur ou de la texture de la peau, ordinairement permanentes et limitées à une région du corps (Rayer). Les deux grands caractères communs à toutes les variétés de ce premier groupe de difformités sont donc : 1° de dater de la naissance même; 2° de ne pas occuper la totalité des téguments, et d'avoir, au contraire, des limites précises.

Synonymie. — Envies, taches de naissance.

Historique. — Comme pour presque toutes les affections cutanées, la première étude vraiment scientifique des nœvi a été faite par Willan et Bateman qui ont distingué les taches pigmentaires congénitales des autres affections, puis, par Rayer qui les a divisés en trois grandes classes : 1° les nœvi pigmentaires ; 2° les nœvi verruqueux ; 3° les nœvi vasculaires qu'il a subdivisés en : *a*) nœvus araneus, *b*) nœvus flammœus, *c*) végétations vasculaires de la peau. Vinrent ensuite les travaux de Cazenave et Schedel, Bœrensprung, Th. Simon, Gerhardt, Hebra et Kaposi, et ceux des auteurs modernes qui ont étudié l'histologie, la pathogénie, et le traitement de ces affections ; parmi eux, nous devons signaler une leçon de M. Hallopeau qui désigne sous le nom de nœvi toutes les néoplasies cutanées bénignes d'origine embryonnaire, et dont nous adopterons la classification, en la modifiant sur quelques points de détail.

Classification des Nœvi.

I. Nœvi dus à la prolifération d'éléments différenciés. Cette classe comprend tous les anciens nœvi et un certain nombre d'autres dermatoses. Cette première grande classe se subdivise en deux groupes principaux qui sont : les nœvi non vasculaires ; les nœvi vasculaires.

1° *Nœvi non vasculaires* (nœvi pigmentaires des auteurs). — Ils comprennent :

a) Les nœvi pigmentaires proprement dits, lisses (nœvi spili) ;

b) les nœvi verruqueux et kératodermiques ;

c) Les nœvi non vasculaires hypertrophiques, nœvi mollusciformes, fibreux, lipomateux ; on doit y rattacher le molluscum fibrosum ;

d) nœvi adénomateux sébacés.

2° *Nœvi vasculaires.* — Ils comprennent :

a) Les nœvi vasculaires lisses ou plans (nœvi flammœus, sanguineus, maternus proprement dit, envies, taches de feu, taches de vin, nœvi vasculaires simples ou plans, angiomes simples de Virchow) ;

b) Les nœvi télangiectasiques, ponctués, stellaires de E. Besnier et A. Doyon ;

c) Les nœvi vasculares tuberosi (angiomes proéminents, angiomes caverneux, fongus hœmatodes, tumeur vasculaire érectile de Dupuytren, anévrysme spongieux, etc.).

3° *Lymphangiomes.*

II. Nœvi dus à la prolifération d'éléments non différenciés :

Cystadénomes épithéliaux bénins (E. Besnier). Épithéliome kystique bénin, hydradénomes, syringo-cystadénomes.

I

I. NOEVI NON VASCULAIRES

1. Nœvus pigmentaire lisse. — Symptômes. Les nœvi pigmentaires lisses sont constitués par des taches pigmentaires dont la surface est lisse et souple, sans épaississement notable de la peau. Leurs dimensions varient de celles d'une lentille à celles d'une large plaque. Leur forme est des plus capricieuses. Quand ils sont très petits, ils sont le plus souvent arrondis ou ovalaires ; quand ils sont assez étendus, ils sont, au contraire, fort irréguliers dans leurs contours. Leur couleur est également très variable : elle peut offrir toutes les teintes possibles, du café au lait clair au brun noirâtre. Ils sont d'ordinaire multiples : d'ailleurs, c'est une règle presque absolue qu'un sujet donné ne présente jamais un seul nœvus ; on en découvre toujours plusieurs chez lui, à la surface des téguments ; quelques personnes en sont véritablement tatouées. Presque toujours ils sont disséminés sans ordre aucun ; dans quelques cas rares, ils affectent une disposition zoniforme (nœvi spili zoniformes ou nerveux).

Certains auteurs les divisent en deux variétés : *a)* les nœvi pigmentaires lisses proprement dits ; et *b)* les nœvi pilaires, qui sont recouverts de poils plus ou moins nombreux et développés. Ces derniers s'accompagnent presque toujours d'un certain degré d'épaississement du derme.

ANATOMIE PATHOLOGIQUE. — Nous n'avons rien de bien important à signaler à ce point de vue : les cellules profondes de l'épiderme sont infiltrées de pigment ; on en trouve aussi dans le derme, disposé en amas autour des vaisseaux.

DIAGNOSTIC. — Le lentigo (voir pigmentation, hyperchromie) n'est pas congénital : il se montre d'ordinaire entre huit et quarante ans ; ses éléments sont plus petits, plus nombreux ; il est soumis à une évolution, à des variations en plus ou en moins. Des considérations analogues permettent de distinguer du nœvus pigmentaires les autres hyperchromies, les éphélides, le chloasma, l'argyrie, etc.

Le pityriasis versicolor est caractérisé par ce fait qu'il est possible, par le râclage, d'enlever à sa surface des squames épidermiques, dans lesquelles il est facile de trouver le microsporon furfur.

2. Nœvus verruqueux et kératodermique. Symptômes. — Dans le nœvus verruqueux, les téguments sont épaissis, rugueux, hérissés de petites saillies papilliformes plus ou moins irrégulières et nombreuses. La lésion est constituée par deux éléments principaux : 1° par de la pigmentation ; 2° par de l'hypertrophie papillaire. Ces deux éléments sont éminemment variables, suivant les cas et suivant les régions : d'ordinaire, leurs variations sont parallèles ; parfois cependant, les saillies papillaires peuvent être considérables et la pigmentation peu accentuée. On peut d'ailleurs se tromper, au premier abord, sur l'appréciation exacte de la coloration de ces nœvi, car ils sont presque toujours recouverts d'un épais enduit noirâtre de crasse et de séborrhée, lequel engaîne les papilles, et les fait paraître noirâtres, alors qu'après nettoyage elles sont d'un rouge brunâtre ou rosées.

On peut, chez un même sujet, observer tous les intermédiaires entre le nœvus lisse et les

productions papillomateuses les plus accentuées ;
toutes les formes de saillies verruqueuses sont
également possibles.

Parfois, ces difformités sont recouvertes de
poils gros ou fins, rudes ou soyeux, lisses ou
frisés. Les cheveux qui recouvrent les nœvi du
cuir chevelu sont irrégulièrement plantés, minces ou rudes, frisottants, souvent décolorés.

Il est fréquent de voir ces lésions former des
sortes de traînées longitudinales, surtout sur les
parties latérales du corps ou sur les membres,
comme s'ils suivaient le trajet de certains nerfs ;
en somme, ils affectent souvent la disposition
zoniforme. Il est plus rare qu'ils soient disposés
en nappes diffuses. Parfois ils s'arrêtent nettement et par une sorte de bord abrupt, vers la
ligne médiane du corps. Il n'y a d'ailleurs rien
de précis pour leurs limites qui sont presque
toujours assez nettes, mais qui sont diffuses
dans quelques cas.

Ces productions atteignent leur maximum de
développement vers le cuir chevelu, le cou, les
plis articulaires, la partie postérieure du tronc,
les membres. A la paume des mains et à la
plante des pieds, elles se compliquent presque
toujours de productions cornées épaisses, disposées en traînées longitudinales, formant des
sortes de durillons qui peuvent gêner pour la
marche et le travail.

(voir ce mot) diverses est si délicat et si important pour le traitement, on ne devra se prononcer qu'avec beaucoup de prudence.

3. Nœvus non vasculaire hypertrophique. — Les nœvi qui rentrent dans cette classe se développent outre mesure après la naissance et arrivent à constituer de véritables tumeurs, souvent assez volumineuses pour réclamer l'intervention du chirurgien.

On en a décrit plusieurs variétés ; mais, quand on étudie avec quelque soin la plupart des cas publiés, on voit qu'ils se rapportent presque tous au type auquel on a donné le nom de molluscum fibreux ou de fibroma molluscum.

Fibroma molluscum. — Historique. — C'est Bateman qui, le premier, a employé le mot de molluscum ; il en a décrit deux variétés, bien distinctes : 1° le molluscum pendulum qui est l'affection dont nous nous occupons ; 2° le molluscum contagiosum (voir ce mot) qui est l'acné varioliforme de Bazin. Depuis lors, les travaux de Bazin, de Hardy, de Recklinghausen, de V. Mott, de Marfan, de Boudet, etc., ont contribué à éclaircir quelques-uns des points obscurs de cette question.

Symptômes. — Le fibroma molluscum est généralisé ou circonscrit.

1° Les sujets atteints de *fibroma molluscum généralisé*, ont le corps, dans sa presque totalité, parsemé de tumeurs nombreuses, arrondies, molles, indolentes, sessiles ou pédiculées, ; dans ce dernier cas elles portent plus particulièrement le nom de *molluscum pendulum;* elles sont, pour la plupart, minuscules, d'une grosseur qui varie de celle d'une tête d'épingle à celle d'une noisette ; les plus considérables atteignent le volume d'un œuf. La peau qui les recouvre est d'un blanc plus ou moins rosé, comme amin—cie. Elles sont mobiles avec les téguments sur les tissus profonds. Elles sont molles et flasques, souvent réductibles par la pression, et l'on perçoit alors dans le derme une sorte d'anneau fibreux central correspondant au pédicule ; dans certains cas, au contraire, distendues, résistantes. Il est parfois possible de sentir à leur centre, par la palpation, une série de petites nodosités plus dures, réunies entre elles en chapelets ou en réseaux. Les divers éléments constitutifs de la peau, glandes, follicules pileux, etc., ont leur structure normale, mais ils sont en quelque sorte écartés les uns des autres par la distension des téguments.

Le nombre de ces tumeurs est presque toujours de plusieurs centaines, il peut s'élever à 2 ou 3 000. Elles sont surtout fréquentes vers le cou et la partie supérieure du tronc. On en a observé sur les muqueuses, aux gencives, à la langue, à la voûte palatine.

Ceci nous conduit à mentionner ces faits dans lesquels la paume des mains et la plante des pieds sont, en partie ou en totalité, pendant toute la vie, le siège d'une production exagérée d'épiderme corné, de telle sorte que ces régions présentent une véritable kératodermie congénitale des plus difficiles à modifier et des plus pénibles pour le malade.

ANATOMIE PATHOLOGIQUE. — Les saillies verruqueuses sont produites par une hypertrophie marquée du corps papillaire et du chorion : on trouve d'assez nombreuses granulations pigmentaires dans les cellules de la couche basilaire et des amas de pigment disséminés çà et là dans le chorion, autour des vaisseaux. Les autres éléments du derme, les nerfs, les corpuscules du tact, les glandes sudoripares et sébacées, etc., paraissent normaux.

DIAGNOSTIC. — Nous n'avons pas besoin de nous appesantir sur le diagnostic différentiel de ces lésions : il s'impose pour ainsi dire toujours. Cependant au cuir chevelu, aux extrémités, il faudra pratiquer un examen attentif et s'entourer de toutes les garanties d'une enquête minutieuse au point de vue de la congénitalité de la lésion, car certains papillomes d'inoculation, et certaines syphilides peuvent parfois les simuler. A la paume des mains et à la plante des pieds, en particulier, ou le diagnostic des kératodermies

Elles coïncident presque toujours avec des nœvi pigmentaires ou vasculaires.

On doit les considérer comme étant de véritables nœvi, car elles sont congénitales et susceptibles d'évolution comme d'ailleurs plusieurs autres nœvi : parfois on les voit se développer, de minuscules qu'elles étaient devenir plus ou moins volumineuses, comme turgescentes, puis elles se rident, se flétrissent, se ratatinent.

Dans quelques cas, une ou deux d'entre elles prennent un énorme développement et acquièrent un volume qui peut varier de celui du poing à celui d'une tête d'adulte, et même davantage. Ces tumeurs, qui ont été désignées sous le nom de tumeurs majeures, ont été aussi appelées, par quelques auteurs, pachydermatocèle, ou dermatolysis. On les observe surtout au cou, à l'occiput, aux flancs, aux cuisses, rarement aux parties génitales.

Sur une coupe d'une tumeur, on voit des traînées de tissu fibreux blanchâtre qui semblent diviser la néoplasie en loges ne grandeurs variables. Par l'expression, on fait sortir de la coupe un tissu connectif lâche, et un liquide légèrement jaunâtre et albumineux. En somme, ces tumeurs sont constituées par du tissu fibreux plus ou moins développé. Dans une tumeur minuscule et jeune, tout le tissu peut être gélatineux ; dans une tumeur ancienne, au contraire, le tissu, dans sa presque totalité, peut être fibreux.

On ne s'entend guère sur l'origine même de ces néoplasies : pour Recklinghausen, ce seraient des neuro-fibromes (1) ; pour Rokitansky, elles proviendraient des couches profondes du chorion ; pour Fagge et Howse, de la paroi conjonctive des follicules pileux ; pour Virchow et Kaposi, de l'encadrement celluleux des lobules graisseux.

2° Les sujets atteints de *fibroma molluscum circonscrit* ne présentent qu'une seule tumeur, parfois deux, rarement trois : lorsqu'elles sont multiples elles siègent en la même région. Elles subissent un processus d'accroissement marqué, de telle sorte qu'elles arrivent à avoir un volume extrèmement considérable, et, quoiqu'elles soien indolentes, elles sont un objet de gêne pour le malade qui est obligé de les faire enlever. Elles sont identiques aux tumeurs majeures du fibroma molluscum généralisé. Elles peuvent avoir toutes les formes : arrondies, aplaties, en forme de poire, de gourde, de besace, pédiculées ou sessiles. Leur consistance rappelle assez celle d'une mamelle de femme flétrie. Elles siègent

---

(1) On donne parfois à cette maladie le nom de neuro-fibromatose généralisée ou maladie de Reckling-hausen.

surtout aux tempes, à la paupière supérieure, à la nuque, à la partie postérieure des oreilles, au cou, à la poitrine, au-dessous des seins, aux hanches, aux grandes lèvres. Les téguments qui les recouvrent ont une coloration normale, ou bien ils sont légèrement pigmentés et rugueux ; ils peuvent s'enflammer, s'excorier, car ils sont exposés à toute sorte de traumatismes.

DIAGNOSTIC. — Le diagnostic du fibroma molluscum généralisé est des plus faciles : il n'existe pas d'affection cutanée pouvant le simuler. Dans le *mycosis fongoïde*, il est rare qu'il se produise d'emblée des tumeurs multiples sans lésions érythémateuses, eczémateuses ou lichénoïdes prémonitoires ; d'ailleurs, cette dermatose est acquise, et ses tumeurs sont en constante évolution. Les mêmes caractères permettront de distinguer le fibroma molluscum généralisé des *sarcomes* multiples et du *carcinome*. Cependant, il faut bien savoir que les tumeurs du molluscum subissent parfois la dégénérescence cancéreuse.

Le fibroma molluscum circonscrit est relativement facile à distinguer des verrues, des condylomes, des kystes pédiculés, des lipomes sessiles ou pédiculés.

Il est bon d'ajouter que le fibroma molluscum que nous venons d'étudier n'a aucun rapport avec le molluscum *contagiosum* de Bateman.

Dermatolysie. — On peut à la rigueur placer à côté du fibroma molluscum une curieuse difformité de la peau, qui consiste essentiellement en une extension insolite des téguments qui se relâchent, s'épaississent, forment des plis en s'adossant à eux-mêmes par leur face profonde et retombent entraînées par leur propre poids sur les régions situées au-dessous. On peut observer la dermatolysie en tous les points du corps : elle est surtout fréquente aux paupières, au visage, au cou, au ventre et aux parties génitales.

4. Nœvus adénomateux sébacé. — Nous rangeons dans les nœvi les adénomes sébacés congénitaux de Pringle, nœvi vasculaires verruqueux de Darier ; MM. Balzer et Ménétrier ont décrit, en 1885, sous le nom d'adénomes sébacés, une affection qui semble être de toute autre nature.

Les nœvi vasculaires verruqueux de Darier ont une localisation absolument caractéristique : ils siègent symétriquement à la face, aux sillons naso-géniens, aux parties latérales du nez, à la partie inférieure et supérieure de cet organe et aux régions voisines du front, au pourtour de la bouche, un peu au menton. Ils sont constitués par des saillies plus ou moins accentuées, qui varient du volume d'une fine tête d'épingle à celui d'un noyau de cerise. Ces petites tumeurs ressemblent, sauf la coloration, à des grains de sagou cuit d'inégale grosseur, posés sur la peau. Leur teinte varie du jaune blanchâtre au rouge vif et au rouge bistre. Elles sont plus ou moins vascularisées, mais il est possible d'apercevoir sur presque toutes de fines arborisations. Elles sont le plus souvent confluentes, pressées les unes contre les autres aux lieux d'élection ; plus rarement elles sont discrètes et disséminées çà et là sur les joues et sur le menton.

Ces nœvi vasculaires verruqueux de la face coïncident d'ordinaire avec divers troubles des glandes sébacées et avec des nœvi de diverse nature. Les sujets qui en sont atteints sont tous des dégénérés.

ANATOMIE PATHOLOGIQUE. — Ces lésions sont constituées (Darier) par une hypertrophie fibreuse du corps papillaire, avec dilatation énorme des vaisseaux des papilles, et des rameaux du plexus sous-papillaire. Les glandes sébacées sont nombreuses, mais on n'y remarque aucun indice de multiplication, d'hypertrophie ou d'irritation proliférative.

On trouvera décrites dans les recueils dermatologiques des formes rares et bizarres de nœvi non vasculaires à aspect gélatiniforme, cicatriciel, vergeturoïde, occupant des surfaces plus ou moins étendues, parfois tout le corps. Nous ne pouvons, dans un ouvrage élémentaire, nous appesantir plus longtemps sur ces faits insolites.

II. NŒVI VASCULAIRES

1. Nœvus vascularis planus. — Le nœvus vascularis planus a une *synonymie* des plus riches : angiome simple de Virchow, nœvus sanguineus, nœvus maternus, envies, nœvus simplex, nœvus flammœus, tache vineuse, tache de vin, tache de feu, etc.

Symptômes. — Le nœvus vascularis planus se présente le plus souvent sous l'aspect d'une plaque de coloration variable suivant les cas, parfois même suivant les points divers d'une même plaque : elle peut être d'un rouge vif, d'un rouge violacé, bleuâtre, à peine rosé. Assez souvent le centre est plus foncé et la teinte va en se dégradant vers les bords. Certains auteurs ont désigné sous le nom de *nœvi artériels* ceux dont la coloration est d'un rouge vif et sous le nom de *nœvi veineux* ceux qui sont d'un bleu plus ou moins foncé.

Une pression méthodique fait disparaître, plus ou moins complètement, le nœvus, tandis que sa teinte s'exagère sous l'influence des cris, des efforts, de la menstruation et de la grossesse.

Il y a des *nœvi vasculares plani*, dans lesquels les modifications subies par les téguments sont tellement minimes qu'ils conservent leur épaisseur, leur souplesse, leur mobilité normales ; il y en a d'autres, au contraire, qui s'accompagnent d'un certain épaississement du derme et qui font une saillie plus ou moins notable au-dessus du niveau des régions indemnes.

Les contours de ces taches vasculaires sont dans quelques cas rectilignes ou curvilignes, plus souvent, ils sont irréguliers et déchiquetés. Parfois le nœvus est composé de plusieurs placards, plus ou moins régulièrement disposés, suivant le trajet d'un ou de plusieurs nerfs (nœvus vasculaire zoniforme).

Les nœvi vasculaires peuvent siéger en une région quelconque du corps ; ils sont surtout fréquents à la face, à la nuque, aux organes génitaux ; on les observe aussi sur les muqueuses.

2. Nœvus télangiectasique ponctué, stellaire. — Les nœvi télangiectasiques ponctués, stellaires, sont constitués par une petite ponctuation d'un rouge vif, légèrement surélevée, de laquelle partent, en rayonnant, des télangiectasies qui se ramifient et s'étendent plus ou moins loin (E. Besnier).

3. Nœvus vasculaire tubéreux. — Les nœvi vasculaires tubéreux (angiomes caverneux de Virchow) sont caractérisés par ce fait, qu'ils forment une saillie notable au-dessus du niveau de la peau. Leurs limites sont assez nettes ; leur volume varie de celui d'un pois à celui d'une vaste tumeur. Aussi leur donne-t·on fréquemment le nom caractéristique de *tumeur érectile*.

MARCHE. ÉVOLUTION. — Les nœvi vasculaires peuvent persister pendant toute la vie avec les caractères qu'ils avaient pendant la première enfance. Ils peuvent, par contre, subir une évolution spontanée : ils peuvent rétrocéder et même guérir, ou bien s'accroître notablement soit en surface, soit en profondeur, et, alors qu'ils étaient primitivement de minime importance, devenir de véritables tumeurs érectiles avec toutes leurs complications possibles (excoriation, ulcération, excroissances fongueuses ou papillomateuses, hémorrhagies spontanées ou secondaires aux lésions précédentes, poussées inflammatoires, gangrène, etc.). Ces transformations sont surtout subies par les nœvi vasculaires tubéreux ; aussi doit-on être assez réservé dans leur pronostic, et doit-on intervenir activement quand on les voit augmenter rapidement de volume.

ANATOMIE PATHOLOGIQUE. — Les nœvi vasculaires sont essentiellement constitués par la dilatation des petits vaisseaux sanguins du derme. Les vaisseaux sont accrus dans toutes leurs dimensions, on observe des dilatations ampullaires et sacciformes ; le tissu conjonctif interstitiel est

lui-même un peu intéressé. Ces diverses lésions
sont d'autant plus accentuées que l'infiltration
des téguments est plus notable.

III. LYMPHANGIOMES

La question des lymphangiomes est des plus
complexes. Nous renvoyons pour son étude ap-
profondie, au magistral article de M. le Dr E. Besnier (traduct. de Kaposi, t. II, p. 367 et sui-
vantes). Ce que nous devons dire ici, c'est qu'il y
a des cas décrits sous le nom de *lymphangiome
caverneux* qui semblent devoir être rangés parmi
les nœvi. Ils ont, en effet, une origine congénitale.

Au point de vue objectif, le lymphangiome
caverneux (lymphangioma circumscriptum, lym-
phangiectodes) est caractérisé par des sortes de
vésicules assez profondément situées, incolores
ou rosées, irrégulièrement disposées en groupes,
soit sur la face, soit sur le cou, soit sur les membres, soit sur le tronc. Quand on les ouvre, il en
sort un liquide clair, alcalin, chargé de cellules
lymphatiques. Au point de vue anatomique,
cette néoplasie est constituée par des dilatations
lymphatiques communiquant entre elles, limitées par des travées de tissu conjonctif embryonnaire.

II

CYSTADÉNOMES ÉPITHÉLIAUX BÉNINS
(Besnier)

*Épithéliomes kystiques bénins ; hydradénomes ;
syringo-cystadénomes.*

On désigne sous ces dénominations multiples, une affection extrêmement rare que l'on
considère comme étant un véritable nœvus épi-
thélial, développé aux dépens de fragments aber-
rants des organes différenciés de la peau.

Elle est caractérisée par de petites saillies rosées, multiples, indolentes, peu dures, infiltrées
dans le derme, d'un volume qui varie de celui
d'une tête d'épingle à celui d'un pois, arrondies
ou ovalaires à grand axe parallèle à la direction
des plis de la peau. Elles mettent des années à
évoluer. Leur siège d'élection est le cou, les
épaules, et la région antérieure du thorax.

Traitement des nœvi

On doit poser comme règle générale qu'il ne
faut intervenir dans les nœvi que lorsque c'est
absolument indispensable.

Il n'y a pas d'autre but à se proposer que la
destruction de la néoplasie.

Pour les *nœvi pigmentaires simples*, on emploiera les caustiques tels que les acides, la pâte de Vienne (mais avec surveillance), ou mieux, le thermocautère ou l'électrocautère ; au besoin, on aura recours au tatouage.

Pour les *nœvi verruqueux*, on raclera avec la curette tranchante, ou bien on détruira avec l'électrocautère ; puis, on fera des pansements aseptiques.

Pour le *molluscum pendulum*, on détruira le pédicule avec l'électro ou le thermocautère. Pour le *fibroma molluscum*, on pratiquera l'ablation au bistouri.

Il semble actuellement prouvé que le traitement par excellence des *nœvi vasculaires* est l'électrolyse que l'on pratique au moyen de fines aiguilles enfoncées dans les tissus morbides et adaptées au pôle négatif. Il n'est pas nécessaire de faire passer des courants très intenses, surtout à la face où l'on doit se contenter de 3 à 10 milliampères. On cesse d'agir lorsque la néoplasie a complètement changé de coloration. On répète ces interventions aussi souvent que c'est nécessaire.

Les cautérisations ignées, les scarifications linéaires quadrillées, les injections interstitielles de liquides caustiques, etc., ont donné aussi de bons résultats, mais elles sont en ce moment presque universellement abandonnées pour l'électrolyse.

II. DIFFORMITÉS CUTANÉES
GÉNÉRALISÉES OU DIFFUSES

Les difformités cutanées généralisées ou diffuses comprennent, comme nous l'avons dit plus
haut, toutes les modifications du type normal
des téguments qui sont d'origine congénitale ou
qui sont dues à l'évolution naturelle des téguments suivant les âges, et qui ne sont pas circonscrites en certains points du corps, suivant
des lignes plus ou moins capricieuses comme
les nœvi.

Ces difformités portent sur tous les éléments
constitutifs de la peau ou bien sur certains seulement.

I. Anomalies portant sur tous les éléments constitutifs du derme.

Cette classe comprend l'*ichthyose vulgaire* et
l'*ichthyose fœtale*.

II. Anomalies portant sur certains éléments constitutifs du derme.

1°) *Anomalies tenant à l'atrophie de certains
éléments.*

Cette classe comprend la *kératose pilaire* qui
est essentiellement constituée par l'atrophie
lente de l'appareil sébacéo-pilaire, l'*albinisme,*
peut-être le *xéroderma pigmentosum* que nous
étudierons avec les épithéliomes ; l'*alopécie con-*

génitale, et la *canitie* que nous étudierons avec les maladies des poils ; certaines *atrophies unguéales* que nous étudierons avec les maladies des ongles.

2°) *Anomalies tenant au fonctionnement exagéré ou au développement exagéré de certains éléments du derme.*

Dans cette classe, devraient rentrer l'*hypertrichose*, les *hypersécrétions des glandes sébacées et sudoripares*, les *hypertrophies unguéales* que, pour nous conformer aux usages établis, nous étudierons avec les affections de ces organes. Nous n'aurons donc à parler, dans ce Chapitre, que des ichthyoses, de la kératose pilaire, de l'albinisme.

I. ICHTHYOSE

On donne le nom d'ichthyose à une difformité cutanée congénitale, caractérisée par un défaut de fonctionnement des glandes de la peau qui reste constamment sèche et par une altération de la fonction cornée de l'épiderme, lequel est soumis à une desquamation incessante.

Symptômes. — L'ichthyose ne devient apparente que de deux à vingt-quatre mois après la naissance. On a cependant décrit quelques cas rares d'ichthyose des nouveau-nés ; mais il ne faudrait pas confondre la véritable ichthyose avec la redoutable affection à laquelle on a donné le nom d'ichthyose fœtale (voir plus loin).

L'ichthyose est très souvent héréditaire.

On peut considérer comme constituant de véritables *ichthyoses localisées* des faits dans lesquels certaines régions du corps, en particulier la paume des mains et la plante des pieds, présentent, depuis la naissance et pendant toute la vie, de la sécheresse absolue des téguments et de l'épaississement plus ou moins marqué de la couche cornée (kératodermies symétriques congénitales) sans qu'il se produise jamais la moindre réaction inflammatoire aiguë, appréciable du côté du derme.

Le plus souvent l'*ichthyose est généralisée* à toute la surface du corps ; elle est toujours plus marquée en certains points qui sont les régions externes des membres, et surtout les coudes et les genoux ; elle est au contraire réduite à son minimum, partout où les sécrétions cutanées sont abondantes à l'état normal, vers les plis articulaires et les parties génitales. Le visage est d'ordinaire peu intéressé ; cependant, on peut y observer une sorte de desquamation pityriasique ; il en est de même du cuir chevelu qui présente parfois un certain degré d'alopécie diffuse. L'ichthyose diminue presque toujours d'intensité pendant l'été, alors que les sécrétions cutanées sont le plus abondantes ; elle augmente pendant l'hiver, pour le motif inverse. Elle est toujours symétrique.

Dans les formes ordinaires, les téguments sont secs, rugueux, parcheminés ; au toucher, ils paraissent êtres rudes et comme amincis ; à leur surface se produit une incessante desquamation de lamelles épidermiques d'aspect et de grandeur variables, qui adhèrent aux téguments par leur face profonde tout entière, ou par un quelconque de leurs points. Elles tombent et se renouvellent sans cesse. Selon leur abondance, leur coloration, leur aspect, leurs dimensions, on en a décrit de nombreuses variétés : la *xéro-dermie* est caractérisée par une simple sécheresse des téguments, avec desquamation presque insensible ; l'*ichthyose nacrée*, par des squames minces et brillantes ; l'*ichthyose blanche* par des squames d'une éclatante blancheur ; l'*ichthyose noire* par des squames noirâtres ; dans l'*ichthyose pityriasique*, les squames sont très fines ; dans l'*ichthyose serpentine*, elles forment de véritables écailles larges, aplaties, arrondies ou polygonales, comme celles des serpents ; dans l'*ichthyose corné*, elles forment des saillies volumineuses et dures ; dans le *sauriasis*, elles sont larges et simulent la carapace du crocodile ; dans l'*ichthyose hystrix*, elles simulent au contraire des excroissances acuminées (homme porc-épic).

La peau semble d'ailleurs avoir subi, dans tous ses éléments constitutifs, un certain processus d'atrophie ; elle est comme amincie, se ride et se plisse facilement ; les poils sont rares, secs, courts ; les ongles sont cassants.

Les ichthyosiques n'éprouvent pas, le plus souvent, de symptômes subjectifs ; mais ils ont assez fréquemment du prurit, de l'eczéma et des névrodermites (Tommasoli). Leur développement général semble être un peu imparfait. Ils sont d'ordinaire maigres et peu vigoureux.

Avec le progrès de l'âge une peau normale peut subir peu à peu des modifications qui la rapprochent beaucoup des peaux xérodermiques : c'est ce que l'on appelle la *peau sénile*. Les mêmes modifications se produisent parfois prématurément sous l'influence de certaines cachexies comme dans le cancer et la tuberculose.

ANATOMIE PATHOLOGIQUE. — Les auteurs qui se sont occupés de l'anatomie pathologique de l'ichthyose sont arrivés à des résultats quelque peu discordants. Cela tient sans doute à ce que certains d'entre eux ont donné des examens histologiques de nœvi verruqueux comme étant des examens d'ichthyose.

Quoi qu'il en soit, on peut dire d'une manière générale que, dans l'ichthyose, on trouve un développement exagéré de l'épiderme corné, tandis que le corps muqueux est plutôt aminci : le

pannicule adipeux sous-cutané a presque entièrement disparu ; les follicules pileux sont souvent atrophiés : les glandes sébacées manquent
en partie, sinon en totalité, ou ont subi la trans-
formation kystique. Les lésions des glandes sudoripares n'ont pas encore été suffisamment
étudiées ; elles semblent être considérables.

DIAGNOSTIC. — Les caractères distinctifs de
l'ichthyose, la desquamation, la sécheresse des
téguments, l'absence de phénomènes inflammatoires apparents, la congénitalité de l'affection,
sont tellement pathognomoniques qu'il paraît
vraiment inutile d'entrer dans des détails, sur
le diagnostic différentiel de cette affection.

Les *psoriasis*, les *lichens*, les *eczémas* secs
s'en distinguent par la rougeur du derme, par
leur évolution, par les phénomènes subjectifs
qui les accompagnent. Il en est de même pour le
pityriasis rubra pilaire que l'on a cependant
plusieurs fois confondu avec l'ichthyose dans
ses formes généralisées.

Il est plus important de distinguer l'ichthyose
vraie, laquelle est généralisée à toute la surface
du corps, des *nœvi verruqueux* (voir ce mot)
qui sont disposés suivant certaines lignes unila-
térales ou non, qui sont nettement limités, zoniformes, et n'occupent jamais la totalité des téguments ; ce qui prête à la confusion entre ces
deux lésions cependant si différentes, c'est leur

mutuelle congénitalité, et la dénomination, mauvaise d'après nous, d'ichthyose *hystrix* que l'on donne, dans certains pays étrangers, aux nœvi verruqueux.

Traitement. *Traitement interne.* — Quoique l'ichthyose soit une difformité des téguments, et par suite difficile à modifier, on doit la traiter avec persévérance, car on peut ainsi obtenir de l'amélioration, soulager le malade, et tout au moins empêcher les lésions de s'accentuer, surtout si l'on peut commencer la médication dès les premières années de la vie.

A l'intérieur, on donnera pendant tout l'hiver, aussi longtemps que le sujet pourra la prendre, de l'huile de foie de morue blanche ou blonde à hautes doses. Pendant l'été, on prescrira l'arséniate de soude, mais avec beaucoup de surveillance, car parfois il agit fort mal : en tous cas, il faut lui associer le chlorhydrate de pilocarpine, à des doses quotidiennes de 2 à 10 milligrammes ; ce dernier médicament sera seul administré si l'arsenic semble exagérer les lésions de la paume des mains et de la plante des pieds.

Traitement externe. — Les meilleurs bains pour les ichthyosiques sont les bains de glycérine (de 500 à 1 000 grammes de bonne glycérine par bain) ou de graine de lin. Le malade prendra deux bains par semaine, et si les téguments sont très rugueux, il se frottera dans le bain avec du savon mou de potasse puis avec un savon ponce.

Au sortir du bain, il enduira tout le corps de glycérine pure, ou d'un mélange de glycérine et d'eau de rose, ou bien encore d'une préparation contenant : axonge benzoïnée, 3o grammes ; vaseline, 2o grammes ; glycérine neutre pure, 1o grammes.

Tous les soirs, avant de se coucher, il frictionnera les points malades avec du glycérolé d'amidon, à la glycérine neutre pure de Price, additionné d'un quarantième ou d'un soixantième d'acide salicylique et d'un vingtième ou d'un trentième d'acide tartrique. On peut d'ailleurs remplacer cette pommade, qui donne parfois une sensation de froid désagréable, par des préparations à base de lanoline et d'axonge, d'huile et de lanoline, etc.

A mesure que l'état de la peau s'améliore, on diminue l'intensité du traitement, on n'applique plus les pommades que tous les deux jours, puis que deux fois, puis qu'une fois par semaine. Mais, s'il veut s'entretenir en bon état, l'ichthyosique est obligé, pendant toute sa vie, de faire de temps en temps son traitement.

II. ICHTHYOSE INTRA-UTÉRINE OU FŒTALE

Cette curieuse dermatose congénitale a déjà
soulevé bien des discussions : les uns voulant,
avec Behrend et F. Hebra, la distinguer complètement de l'ichthyose vraie, les autres avec Lang,
Caspary, Lesser tendant à n'en faire qu'une simple variété de cette dernière affection, car ils ont
observé des faits intermédiaires comme intensité
entre l'ichthyose fœtale, telle que nous la décrivons ci-dessous, et l'ichthyose vraie.

Symptômes. — L'enfant atteint d'ichthyose
fœtale a, lorsqu'il vient au monde, une peau
d'un jaune sale, épaissie, recouverte d'une couche d'enduit sébacé desséché, et sillonnée de fissures plus ou moins nombreuses formant une
sorte de mosaïque. La face est particulièrement
horrible : les yeux sont recouverts de sortes de
gros bourgeons rougeâtres constitués par les
paupières renversées, le nez semble être absent,
car toutes les saillies du visage manquent ; la
bouche est béante, arrondie ; les lèvres fissurées
ne peuvent faire le moindre mouvement ; aussi
l'enfant meurt-il bientôt d'inanition. Au contact
de l'air, la peau se desséchant se contracte encore
davantage, les fissures qui la sillonnent dans
toute son étendue deviennent de véritables fentes

au niveau desquelles la suppuration s'établit.
D'ailleurs les téguments, absolument inextensi-
bles, ne permettent pas le moindre mouvement.

ANATOMIE PATHOLOGIQUE. — Il est étonnant
que, dans une affection où la peau semble,
au premier abord, devoir être si profondément
modifiée, le derme soit absolument sain : les
papilles seules sont quelquefois augmentées de
volume. Les glandes sébacées sont parfois normales, d'ordinaire elles sont incomplètement
développées et leurs cellules ont subi en partie
la dégénérescence graisseuse ou la transfor-
mation cornée. Les glandes sudoripares ne
sont que rarement atrophiées. Les véritables
altérations siègent dans l'épiderme ; la couche
cornée offre une épaisseur considérable ; on ne
connaît pas encore fort bien les lésions du corps
muqueux de Malpighi.

TRAITEMENT. — On essayera d'alimenter l'enfant à la cuiller avec du lait de femme ou
d'ânesse. On le lavera soigneusement dans un
bain tiède boriqué, et on l'enduira complètement
d'huile d'olive, de glycérine neutre pure ou de
vaseline boriquée. Mais, dans les formes graves,
ces soins seront inutiles : l'enfant est voué à la
mort rapide par l'inanition, ou par le développement d'une complication viscérale.

III. KÉRATOSE PILAIRE

On distingue sous le nom de kératose pilaire
(xérodermie pilaire, lichen pilaire, ichthyose
folliculaire ou ansérine, etc.), une dermatose des
plus fréquentes, qui est essentiellement caractérisée dans sa forme la plus atténuée par de toutes
petites papules blanches ou rouges, circumpilaires, situées à la partie postérieure ou externe
des membres, des bras en particulier. Rien de
plus banal, en somme, que cette affection que la
plupart des dermatologistes relient à l'ichthyose
et dont on faisait à peine mention jusque dans
ces derniers temps dans les ouvrages classiques.
Erasmus Wilson dans une leçon sur la kératose
pilaire de la face qu'il appelle *folliculitis rubra,*
et Tilbury Fox dans une étude sur la *cacotrophia
folliculorum,* en ont les premiers compris toute
l'importance. Depuis lors, les recherches de Lemoine, de E. Besnier, de Taenzer et les nôtres
ont mis en relief les particularités les plus importantes de cette dermatose.

Symptômes. — Pour bien saisir la physionomie
de la kératose pilaire, il faut l'étudier séparément aux membres, à la face, et au cuir chevelu.

1. Kératose pilaire du tronc et des membres. — Le siège de prédilection de la kératose pilaire est la face postérieure des bras. Dans sa forme la plus banale et la plus atténuée, elle y est constituée par de toutes petites élevures solides, papuleuses, de la grosseur d'une fine tête d'épingle, situées autour des follicules pileux dont le poil est souvent enroulé ou atrophié ; ces papules sont parfois d'un blanc grisâtre ou noirâtre ; c'est la kératose pilaire blanche qui est toujours fort discrète et peu accusée ; parfois elles ont une teinte rosée, rouge vif, rouge bleuâtre ; c'est la kératose pilaire rouge. Dans ce dernier cas, les éléments papuleux circumpilaires peuvent avoir un volume plus considérable, faire des saillies nettes sur les téguments voisins, donner au toucher une sensation de râpe d'autant plus marquée qu'elles portent presque toujours à leur sommet une squame sèche et dure. Bien qu'il y ait d'assez nombreuses exceptions, on peut poser comme règle que l'intensité de leur coloration rouge est en relation directe avec le volume de la papule et avec le développement de l'affection.

Quand les papules circumpilaires sont fort colorées et très voisines les unes des autres, la peau intermédiaire prend fréquemment une teinte analogue à celle des papules, quoique un peu moins foncée ; comme celle des papules, cette teinte s'efface par la pression du doigt.

Le follicule pileux qui est situé au centre des papules typiques de kératose pilaire est presque toujours atrophié ; le poil est donc, ou bien complètement détruit, ou bien fort altéré, mince, sec, grêle, enroulé sur lui-même sous les squames dans le follicule, parfois frisottant, parfois coupé ras au niveau du sommet de la papule.

A côté des éléments typiques que nous venons de décrire, on peut trouver çà et là disséminés : 1° des éléments incomplets, avortés pour ainsi dire, ne formant par exemple qu'une petite tache érythémateuse circumpilaire, et revêtant parfois (cuisses) l'aspect de petites dépressions ; 2° des éléments en voie de disparition, affaissés, à centre d'un blanc mat, à périphérie rosée ; 3° des éléments dont l'évolution est complètement terminée et qui n'existent plus qu'à l'état de vestige, sous la forme de points blanchâtres minuscules, semblables à des cicatrices punctiformes.

C'est qu'en effet le caractère majeur de la kératose pilaire est d'évoluer peu à peu vers l'atrophie complète et cicatricielle du follicule pileux. Il en résulte que lorsque les individus atteints de kératose pilaire des membres sont arrivés à un certain âge, variable d'ailleurs suivant les sujets, ils peuvent, quoique étant foncièrement

kératosiques, ne plus présenter de papules caractéristiques. Il faut donc, avant de déclarer
qu'un sujet est ou n'est pas kératosique, rechercher avec le plus grand soin, à la partie postérieure des bras, s'il n'y a pas de toutes petites
cicatrices blanches punctiformes, criblant les téguments. Lorsque ces régions sont absolument
glabres, c'est déjà une forte présomption pour
admettre que la kératose pilaire a été cause de
cette alopécie.

Après le tiers moyen ou le tiers inférieur de
la face postérieure des bras, les lieux d'élection
par excellence de la kératose pilaire sont les régions externes et postérieures des cuisses, les
mollets et le bas des jambes, etc. D'ailleurs, il
existe tous les intermédiaires entre des cas légers, dans lesquels on ne trouve que quelques
grains circumpilaires de kératose blanche, et
des cas de grande intensité, dans lesquels il n'y
a de respectées que quelques régions, telles que
la partie antérieure de la poitrine, la région
lombaire, la région pubienne, les plis des grandes
articulations.

2. Kératose pilaire de la face. — Les différences d'aspect qui existent entre les localisations de la kératose pilaire aux membres et à la
face s'expliquent tout naturellement par l'abondance extrême des follicules pileux en cette dernière région. Il en résulte logiquement que les

papules de la kératose pilaire sont, à la face, extrêmement nombreuses et serrées, beaucoup plus petites qu'aux membres, minuscules ; que les phénomènes congestifs péripapuleux sont beaucoup plus marqués ; que les atrophies folliculaires et dermiques, consécutives à l'évolution de l'affection, sont beaucoup plus considérables. L'observation clinique vient confirmer de tout point ces données théoriques.

La kératose pilaire peut débuter à la face par des papules minuscules, ayant à peine un quart ou un demi-millimètre de diamètre, arrondies ou acuminées, ça et là disséminées. Elles augmentent assez rapidement de nombre. Quand elles sont fort rapprochées les unes des autres, les téguments prennent une teinte rose ou rouge, d'autant plus foncée que les saillies circumpilaires sont plus abondantes. Il semble que parfois l'affection puisse débuter d'emblée par de la rougeur érythémateuse.

A la période d'état, la kératose pilaire se présente, à la face, sous l'aspect de plaques rouges dont la teinte s'efface par la pression du doigt. Quand on les examine avec attention, on voit qu'elles sont criblées de toutes petites élevures de la grosseur d'une tête d'aiguille, plus rarement de la grosseur d'une tête d'épingle, fort serrées, comme tangentes les unes aux autres, et formant une sorte de fin granité blanchâtre sur fond rouge. La coloration de ces plaques est éminemment variable, selon les cas, et selon les circonstances chez un même sujet : elle va du rose pâle au rouge vif et au rouge violacé ; elle s'exagère sous l'influence des frottements, de l'air, du froid, des émotions, etc. Elle peut être purement érythémateuse ou se compliquer de dilatations vasculaires qui s'accentuent de plus en plus, à mesure que le sujet avance en âge.

Lorsque ces plaques existent depuis un certain temps, il est facile, dans certains cas, de constater à leur surface de toutes petites taches d'un blanc mat, soit punctiformes, soit sinueuses et irrégulières par confluence de plusieurs points voisins ; elles ont un aspect cicatriciel, et on n'y trouve plus ni papules, ni poils. Elles sont consécutives à un travail d'atrophie analogue à celui que nous venons de décrire pour la kératose pilaire des membres.

Les lieux d'élection de la kératose pilaire de la face sont :

1° Les *sourcils* où, dans les cas de moyenne ou de faible intensité, elle affecte le tiers ou les deux tiers externes : les poils y sont rares, déviés, et laissent voir un derme rouge, chagriné, un peu squameux, souvent criblé de taches atrophiques ; dans les cas de grande intensité, lorsqu'il y a des plaques frontales ou intersourcilières, les sourcils sont pris dans leur tiers interne ou dans leur totalité ;

2° Les *parties latérales des joues* qui sont, après les sourcils, les régions le plus souvent envahies à la face et où la kératose peut former deux bandes, d'ordinaire assez irrégulières ; l'une préauriculaire, verticale, allant de la tempe à l'angle de la mâchoire, l'autre oblique, partant de la pommette et se dirigeant en bas et en arrière vers l'angle de la mâchoire où elle rejoint la première. A mesure que les sujets avancent en âge, ces plaques deviennent de plus en plus vasculaires, de telle sorte qu'entre 35 et 5o ans ils paraissent être atteints de couperose variqueuse ;

3° Le *front* où l'affection est beaucoup plus rare et où elle forme deux plaques rouges plus ou moins étendues, symétriques, siégeant au-dessus du tiers ou des deux tiers internes des sourcils ;

4° L'*espace intersourcilier*, la *partie supérieure et médiane du menton*, les *oreilles* qui ne sont atteints que lorsque la maladie est des plus accentuées.

3. Kératose pilaire du cuir chevelu. — Les lésions du cuir chevelu qui dépendent de la kératose pilaire sont encore bien mal connues :

1° Une première variété est constituée par les faits connus sous le nom d'aplasie moniliforme

des cheveux, dans lesquels les poils grêles,
courts, frisottants, annelés, sont entourés à leur
émergence d'une petite saillie rouge miliaire de
kératose pilaire ;

2° Une deuxième variété est constituée par
ces faits, relativement fréquents, que l'on remarque chez les adultes entre 20 et 5o ans et dans
lesquels on observe de l'alopécie sous forme de
sortes de petites plaques fort irrégulières de contours et d'étendue, isolées ou communiquant
entre elles, couvrant d'ordinaire tout le vertex,
parfois même les régions temporales, et au niveau desquelles le derme est d'un blanc plus ou
moins mat, un peu déprimé, comme atrophié et
cicatriciel. Dans le voisinage de ces plaques, on
peut observer des points au niveau desquels le
cuir chevelu a la coloration normale ou bien est
d'un rose pâle, et qui sont parsemés de petites
papules rosées, circumpilaires, à divers degrés
d'évolution : les poils qui sont situés au centre
de ces papules sont grêles et fins ; tout à côté,
entre les plaques alopéciques, se trouvent presque toujours des cheveux à aspect normal, formant des touffes plus ou moins fournies suivant
le degré d'évolution de la maladie : cette alopécie en clairières irrégulières, avec tendance à
l'atrophie cicatricielle du cuir chevelu est caractéristique de l'alopécie de la kératose pilaire ;

3° Une troisième variété comprend les faits analogues à ceux que Taenzer a publiés sous le nom d'ulérythème *ophryogène*, et dans lesquels le processus morbide dépilant cicatriciel est plus marqué, mais parfois aussi plus circonscrit que dans le groupe précédent ;

4° Dans une quatrième variété, de beaucoup la plus commune, le processus cicatriciel est, au contraire, réduit à son minimum.

Ces lésions peuvent se développer soit dès le jeune âge, et elles coïncident toujours dans ce cas avec un état ichthyosique plus ou moins marqué des téguments et une kératose pilaire rouge au début, mais très accentuée des membres, soit entre 15 et 25 ans et coïncident alors avec une kératose pilaire des plus marquées des membres ou de la face ; il n'y a pas de papules circumpilaires visibles au cuir chevelu, mais on n'y observe l'alopécie en clairières çà et là disséminées sur le vertex que nous avons décrite à propos de la deuxième variété.

ÉVOLUTION. — La kératose pilaire débute d'ordinaire au tronc vers l'âge de 2 à 5 ans ; à la face, elle semble débuter un peu plus tard entre 3 et 15 ans. Elle revêt l'aspect d'une simple difformité cutanée très voisine de l'ichthyose ; mais, comme nous venons de le dire, elle subit une évolution constante : peu à peu elle tend à disparaître, de telle sorte que chez certains sujets, lorsqu'ils sont assez avancés en âge, elle n'a plus laissé comme vestiges de son existence antérieure que de l'alopécie sourcilière, des points et des tractus atrophiques, des télangiectasies faciales, etc.

Anatomie pathologique. — L'anatomie pathologique de la kératose piliaire réclame de nouvelles études : les recherches qui ont été faites sur ce point ont démontré qu'il se produit un processus inflammatoire lent autour du follicule pileux, processus qui amène peu à peu son atrophie et celle des glandes sébacéo-pilaires.

Diagnostic. — La kératose pilaire ne peut guère être confondue aux membres qu'avec le *pityriasis rubra-pilaire :* mais, dans cette dernière affection, l'évolution est plus rapide, les papules circumpilaires sont plus nombreuses, n'ont pas les mêmes localisations que celles de la kératose pilaire, et elles forment presque toujours par confluence, en quelques points, des plaques rouges squameuses plus ou moins vastes.

A la face, on doit la distinguer dans ses formes atrophiques du *lupus érythémateux,* dans ses formes télangiectasiques de la *couperose vraie* qui n'a pas les mêmes localisations.

La kératose pilaire a des relations étroites avec l'ichthyose ; elle se combine souvent avec elle.

ÉTIOLOGIE. — La kératose pilaire semble être très fréquente chez les sujets dits strumeux, mais elle ne s'observe pas exclusivement chez eux. De nombreux faits prouvent qu'elle peut se transmettre par hérédité. C'est une affection des plus communes : sur 100 personnes prises au hasard, il y en a de 60 à 80 qui ont, qui ont eu, ou qui auront de la kératose pilaire blanche ou rouge des membres ; il y en a au moins 20 ou 30 qui ont, qui ont eu, ou qui auront de la kératose pilaire rouge des mêmes régions. La kératose pilaire de la face est beaucoup moins commune : elle est loin cependant de constituer une rareté pathologique, surtout dans ses formes atténuées.

TRAITEMENT. — *Traitement général.* — C'est le même que celui de l'ichthyose ; il doit donc consister à administrer l'huile de foie de morue blonde ou blanche à très hautes doses à l'intérieur, pendant tout l'hiver, et, pendant l'été, de l'arséniate de soude, s'il est toléré. Ici encore la pilocarpine a paru donner quelques résultats.

Si les sujets sont manifestement strumeux, on pourra aussi leur prescrire les autres préparations usitées en pareil cas.

Traitement local. — Dans les cas légers, il suffit de savonner souvent les parties malades avec du savon ponce, du savon à l'acide salicylique, du savon mou de potasse, puis d'appliquer, matin et soir, du glycérolé d'amidon pur ou additionné d'un vingtième ou d'un quarantième d'acide salicylique et d'acide tartrique. En quelques jours, on améliore ainsi l'état des téguments, puis il suffit de les entretenir, en prenant ces mêmes soins une ou deux fois par semaine.

On peut aussi donner au malade des bains de vapeur, de glycérine, de graine de lin, de sel. Après le bain, comme pour l'ichthyose, on le fait enduire d'un corps gras quelconque.

Dans les cas plus intenses, on augmente l'énergie des savonnages et des pommades. Comme savon, on peut employer un mélange de 50 grammes de savon mou de potasse avec 5 grammes d'ichthyol, d'acide salicylique et de résorcine ; comme pommades, on peut employer les pommades à base de vaseline ou de lanoline renfermant $\frac{1}{6}$ de savon mou de potasss, $\frac{1}{10}$ d'ichthyol ou de soufre, $\frac{1}{20}$ de résorcine, d'acide salicylique, d'acide pyrogallique et même d'acide chrysophanique. Au besoin, on a recours aux préparations cadiques et mercurielles combinées.

Quand on est arrivé, par ces moyens, à irriter les téguments et à les faire desquamer, on calme par des applications de glycérolé d'amidon ; puis, lorsque la peau ne présente plus de phénomènes inflammatoires, on recommence l'emploi des préparations énergiques.

Dans la kératose pilaire de la face, le moyen qui nous a donné les meilleurs résultats a été l'application de couches de savon noir additionné ou non d'acide salicylique jusqu'à vive irritation.

Quand l'élément congestif est trop développé on peut avoir recours aux scarifications linéaires quadrillées pour détruire les télangiectasies.

Contre les alopécies de la kératose pilaire, on peut employer les pommades soufrées au $\frac{1}{10}$ additionnées ou non d'un peu de naphtol et de résorcine.

IV. ALBINISME

L'albinisme est une difformité congénitale caractérisée par l'absence de pigment dans la peau et dans ses annexes. La peau est d'un blanc plus ou moins rosé, comme transparente, les poils sont d'un blanc légèrement jaune, l'iris et la pupille sont d'un rouge rosé.

L'albinisme peut être généralisé à toute la surface des téguments, ou bien localisé, circonscrit, comme chez certains nègres (nègres pies).

Cette curieuse anomalie ne comporte aucune intervention thérapeutique.

II

ÉRUPTIONS ARTIFICIELLES

On désigne sous le nom d'éruptions artificielles toutes les dermatoses qui sont le résultat direct de l'action d'un agent extérieur sur l'économie.

Elles se divisent tout naturellement en deux grandes classes :

1° *Les éruptions qui sont produites par des contacts irritants directs* : ce sont les éruptions artificielles de cause externe, ou provoquées directes de Bazin ; les dermatites traumatiques et vénéneuses des auteurs américains.

2° *Les éruptions qui proviennent de l'ingestion de certaines substances toxiques pour l'économie, soit aliments, soit médicaments* ; ce sont les éruptions artificielles de cause interne, provoquées indirectes ou pathogénétiques de Bazin ; les dermatites toxiques des auteurs américains.

I. ÉRUPTIONS ARTIFICIELLES
DE CAUSE EXTERNE

Ces éruptions sont dues à l'action de corps irritants mis en contact avec les téguments.

Elles sont connues de toute antiquité : mais c'est White de Boston (1887) qui en a le premier fait une excellente étude d'ensemble sous le nom de *dermatitis venenata*.

Symptômes. — Les *caractères distinctifs* des éruptions artificielles de cause externe sont :

a) Une certaine circonscription nette et bizarre de la dermatose qui est localisée aux points traumatisés. Il en résulte qu'elle est parfois d'une symétrie parfaite et régulière, parfois d'une asymétrie absolue et d'une forme absolument irrégulière et anormale ; qu'elle soit accidentelle ou voulue, elle est située en des points accessibles aux traumatismes.

b) Un aspect très spécial de l'éruption, dont les éléments constitutifs sont réguliers, uniformes, souvent circumpilaires, très enflammés ; parfois, au contraire, c'est un ensemble de lésions tout à fait insolites et des plus diverses qui frappe l'œil de l'observateur.

c) Les commémoratifs, qui apprennent que l'éruption s'est produite soudainement, avec rapidité, à la suite d'un contact de certaines substances irritantes.

Les lésions élémentaires éruptives qui peuvent s'observer dans les dermatoses artificielles de cause externe, sont des plus nombreuses.

1. — Comme premier terme de la série, nous trouvons l'**érythème**. L'éruption est alors caractérisée par une rougeur plus ou moins vive, plus ou moins limitée, parfois diffuse, mais ayant toujours son maximum d'intensité aux points touchés. Elle s'efface plus ou moins complètement par la pression, et persiste un temps variable, de quelques heures à des mois, suivant l'énergie de l'agent irritant et surtout suivant qu'il continue ou non à agir. Dans quelques cas, cet érythème s'accompagne de tuméfaction du tissu cellulaire, de telle sorte que certaines éruptions dues à l'arnica, à l'eau sédative, à l'acide phénique, au thapsia, par exemple, peuvent simuler l'érysipèle.

C'est dans cette première classe que l'on doit ranger les diverses variétés d'érythèmes de cause externe ; ce sont :

a) Les *érythèmes causés par le contact direct des corps irritants ;*

b) Les *érythèmes causés par le contact des agents atmosphériques, lumineux et caloriques* (froid, chaud, soleil, électricité, vent, etc.). ;

c) L'*érythème intertrigo* qui siège surtout à

la partie interne et supérieure des cuisses, aux parties génitales, au fond des plis cutanés des fesses et de l'abdomen, sous les seins, etc., des personnes trop grasses, qui transpirent beaucoup, et qui ne prennent pas de soins suffisants de propreté ; cette lésion a des relations extrèmement étroites avec l'eczéma séborrhéique d'Unna ;

d) L'*érythème lisse* qui s'observe sur les régions œdématiées des albuminuriques, des cardiaques, des cachectiques ;

e) L'*érythème paratrimme* qui se produit dans certaines maladies graves à forme adynamique aux points qui sont exposés à des pressions prolongées et au contact de corps irritants comme les urines, les matières fécales ; il siège donc surtout aux fesses, aux trochanters, aux coudes et aux genoux.

2. — Tout à côté de l'érythème, on doit signaler l'**urticaire**, comme lésion éruptive pouvant être causée par des irritants extérieurs.

3. — L'érythème et l'urticaire peuvent, dans certains cas, lorsque le processus congestif est très intense, se compliquer de petites hémorrhagies interstitielles, c'est à-dire de **purpura**, lequel se reconnaît parce que la pression du doigt ne modifie pas sa coloration.

4. — Parfois, les téguments réagissent d'une autre manière lorsqu'ils sont lésés et il se pro-

duit de petites élevures circonscrites, d'un rouge
plus ou moins vif, en un mot de véritables
papules.

5. — Ces papules portent souvent à leur sommet un petit soulèvement de l'épiderme par de
la sérosité plus ou moins opaline et purulente.
Ces soulèvements se forment parfois aussi directement sur des plaques érythémateuses ou même,
dans quelques cas fort rares, sur la peau en apparence saine. Ces **éruptions artificielles vésiculeuses, bulleuses, pustuleuses**, sont très fréquentes.

Tantôt les vésico-pustules sont petites, de la
grosseur d'une fine tête d'épingle, nombreuses,
assez régulières, comme dans les éruptions causées par la térébenthine, par le soufre ; tantôt
elles sont un peu plus grosses, du volume d'une
forte tête d'épingle comme dans les éruptions
causées par le mercure, les sparadraps ; tantôt
elles sont volumineuses, comme lorsqu'elles
sont produites par le croton et le thapsia ; tantôt enfin il peut survenir de véritables pustules
à aspect presque ecthymateux, ou des phlyctènes
plus ou moins étendues (brûlures, vésicatoires) ;
tantôt l'éruption est tout à fait semblable à une
éruption eczémateuse vraie.

6. — Lorsque l'action des corps irritants a été
très énergique, il se produit parfois de véritables
eschares, comme dans les brûlures causées

par le feu, par les acides, par les caustiques, etc.

Toutes les formes éruptives que nous venons de passer en revue peuvent d'ailleurs se compliquer de lésions secondaires : ce sont les écoulements de liquides séreux ou purulents, les formations d'exulcérations, de croûtes, de squames, les lichénifications des téguments par suite des grattages répétés auxquels se livrent parfois les malades, les furoncles, les anthrax, les folliculites, les lymphangites, les adénites, etc.

Aspects des principales éruptions artificielles de cause externe. — Pour toutes les éruptions dues aux parasites de l'homme, animaux ou végétaux, nous renvoyons aux articles qui leur sont consacrés au Chapitre des affections parasitaires. Nous avons déjà parlé de l'érythème intertrigo ; nous n'avons pas à nous occuper ici des brûlures.

Parmi les *substances d'origine végétale* qui peuvent donner lieu à des éruptions artificielles importantes à connaître, nous citerons :

Les *oranges amères* qui provoquent, chez les ouvriers qui les pèlent, de l'érythème douloureux, de l'œdème, des vésicules, des pustules.

L'*arnica montana* dont les éruptions sont très fréquentes, car, dans le peuple, on fait un usage presque journalier de la teinture de cette plante : elle provoque de l'érythème, des papules, des

vésicules, des phlyctènes, des éruptions eczématiformes, érysipélatoïdes, quelquefois purpuriques.

L'*ustilago hypodites* qui est le parasite de
l'arundo donax et qui est la cause de la maladie
des ouvriers qui travaillent la canne de Pro-
vence, il produit de l'érythème, des vésico-pustules, des ulcérations, parfois de la gangrène,
des conjonctivites, des coryzas, des stomatites,
des angines.

Le *lin vulgaire* qui produit l'eczéma des ouvriers fileurs et varouleurs de lin.

Les *cinchonas* qui produisent les éruptions
si fréquentes dont sont atteints les ouvriers qui
travaillent dans les fabriques de quinine : ce
sont des érythèmes, des vésicules, des pustules
qui siègent sur le visage, les bras, les avant-
bras et les parties génitales.

Le *thapsia* sur l'éruption duquel nous n'avons
pas à insister, car elle est connue de tous ; mais
nous devons mettre en garde contre la généra-
lisation de cette éruption au visage et aux parties génitales chez les personnes auxquelles on
a posé un thapsia, et qui, non prévenues, portent machinalement leurs mains aux régions
couvertes de l'emplâtre, régions qui sont le siège
de démangeaisons, puis, qui touchent, sans s'être
lavées, les paupières, le front, les joues, le scrotum, le pénis dont les téguments d'une extrême

finesse subissent immédiatement l'action de la substance irritante, rougissent, se tuméfient, prennent un aspect érysipélatoïde, se recouvrent de fines vésico-pustules.

Parmi les autres *substances irritantes organiques* ou *inorganiques* qui donnent lieu à des éruptions importantes, nous citerons :

La *térébenthine* qui produit des érythèmes plus ou moins étendus, quelquefois généralisés, presque toujours recouverts de milliers de petites vésico-pustules régulières, extrêmement prurigineuses.

Les *huiles irritantes*, l'*huile de cade*, le *goudron*, le *pétrole* qui provoquent de l'érythème, des folliculites et des périfolliculites, des éruptions eczématiformes.

Le *savon impur*, le *sucre*, qui provoquent des éruptions érythémateuses et eczématiformes.

L'*acide phénique*, le *salol*, que certains sujets prédisposés ne peuvent toucher sans avoir immédiatement des poussées d'érythème, de dermite eczémateuse ou vésiculeuse franche, parfois des poussées de véritable eczéma aigu, quasi érysipélatoïde, qui persistent pendant longtemps.

L'*iodoforme* qui peut donner lieu à des éruptions circonscrites érythémateuses, vésiculeuses, purpuriques, ou à des éruptions plus ou moins étendues, parfois généralisées, rouges, ressem-

blant à l'érythème scarlatiniforme desquamatif
et de une à plusieurs semaines de durée, avec
ou sans phénomènes généraux d'intoxication,
comme d'ailleurs pour le salol.

L'acide chrysophanique qui donne lieu fort
souvent à une rougeur diffuse tout autour du
point d'application, mais qui provoque parfois
des érythèmes scarlatiniformes desquamatifs
fort intenses et prolongés des plus graves, parfois aussi des éruptions papuleuses, pustuleuses
et furonculeuses.

L'arsenic qui provoque chez les ouvriers qui le
manient de l'érythème, des vésicules, des pustules, des ulcérations caractéristiques aux mains,
vers les ongles, avec fond grisâtre ou rougeâtre.

Le *bichromate de potasse* qui provoque chez
les ouvriers qui s'en servent des papules, des
pustules, des ulcérations de la peau et de la
muqueuse nasale.

Le *mercure* qui peut donner lieu à des éruptions érythémateuses, vésiculeuses, pustuleuses,
purpuriques, localisées ou généralisées (voir
pour plus de détails l'article : *éruptions artificielles d'origine interne*).

Les *vêtements colorés par les préparations
d'aniline ou par d'autres substances tincto-
riales irritantes* qui provoquent des éruptions
érythémateuses, vésiculeuses, et surtout eczématiformes.

Les éruptions causées par les *agents atmo-sphériques* sont des plus importantes, à cause de leur fréquence.

Le *soleil* peut modifier les téguments de deux manières : 1° d'une manière aiguë, en produisant ce que l'on appelle vulgairement le *coup de soleil*, lequel peut aller depuis le simple érythème jusqu'à la phlycténisation la plus accentuée et même jusqu'à la brûlure au troisième degré ; 2° d'une manière chronique, soit à la suite de coups de soleil répétés, soit d'emblée, en modifiant la teinte des téguments et en leur donnant une coloration bronzée ou basanée uniforme, ou bien en développant à leur surface des taches pigmentaires étalées, diffuses, auxquelles on a donné le nom d'*éphélides solaires*, et qui sont soumises à des variations très notables d'intensité, suivant l'influence des divers agents atmosphériques.

En effet, à côté du soleil nous devons signaler le *vent*, le *froid*, le *contact de l'air extérieur*, et surtout de l'*air marin*, comme étant des causes de pigmentation des téguments : c'est sous leur influence que se développe le hâle des personnes qui habitent la campagne ou qui naviguent. Les mêmes influences favorisent l'apparition de dilatations vasculaires nombreuses sur les parties centrales de la face (nez, front, pommettes) (voir article : *couperose*).

L'électricité peut provoquer des éruptions semblables au coup de soleil. Les *rayons Rœntgen* sont dans le même cas.

Le *froid* peut agir sur la coloration des téguments comme la grande chaleur : mais, de plus, il provoque l'apparition de dermatoses diverses, en particulier du *prurigo hiemalis* que nous étudierons avec les autres prurits et des *engelures* dont nous allons dire quelques mots.

Tout le monde sait que les *engelures* sont constituées par l'apparition rapide en certains points du corps et en particulier aux mains (doigts surtout), aux pieds (orteils et talons), au nez, aux oreilles, aux pommettes, de plaques rouges violacées. luisantes, plus ou moins étendues, arrondies ou ovalaires, parfois irrégulières par confluence, et qui sont le siège d'une tuméfaction œdémateuse plus ou moins accentuée, de cuissons, d'élancements, de démangeaisons insupportables surtout vers le soir et lorsque les parties atteintes sont soumises à une température assez élevée. Parfois les engelures ne restent pas à l'état érythémateux pur qui cependant est de beaucoup le plus fréquent, l'épiderme se soulève à leur centre, il se forme une phlyctène, comme dans une brûlure au deuxième degré. Cette phlyctène peut crever, et au dessous d'elle, il se forme parfois une ulcération plus ou moins profonde, dans quelques cas pâle, blafarde, rebelle, qui se recouvre de croûtes. Cependant les engelures, même les plus rebelles, finissent toujours par guérir quand survient le printemps. Elles reparaissent d'ordinaire avec les premiers froids chez les sujets prédisposés. Néanmoins, cette prédisposition aux engelures se modifie dans la grande majorité des cas entre 10 et 20 ans : elles sont donc surtout l'apanage des jeunes sujets lymphatiques et débilités ; cependant on peut les observer aussi chez certains fils de rhumatisants, à teint brun et à cheveux noirs ; quelques personnes en ont toute leur vie. Elles surviennent surtout à la suite d'applications froides répétées, du passage brusque du froid au chaud, et inversement.

Les engelures coïncident assez souvent avec l'*asphyxie* locale des extrémités, avec le *lupus érythémateux* des mains et du visage, avec l'*angiokératome* de Mibelli.

Leur diagnostic est des plus faciles, et il est inutile d'insister sur ce point. Toutefois il est assez fréquent de les voir confondre avec le lupus érythémateux ; cette erreur est d'autant plus aisée à commettre que les deux maladies peuvent coïncider. Aussi devons-nous signaler ce point particulier à l'attention des praticiens.

ÉTIOLOGIE. PATHOGÉNIE. — Ce qui précède nous montre combien sont nombreuses les causes des dermatites traumatiques ; nous venons d'en énu-

mérer les plus importantes ; nous nous conten-
terons d'en indiquer maintenant quelques autres,
renvoyant pour plus de détails au *Traité* de
J. C. White.

1° *Irritants d'origine animale.* — Nous pouvons citer parmi eux :

a) Les parasites de l'homme, poux, puces,
acares, etc., que nous étudierons en détail au
chapitre : *Affections parasitaires* ;

b) Les animaux qui n'ont que des rapports
accidentels avec l'homme, comme certains animaux marins, les cousins, les ixodes, les abeilles,
les guêpes, les frelons, les cantharides, les cocons
de vers à soie, etc. ;

c) Les divers liquides et les diverses sécrétions
de l'organisme, comme le muco-pus du coryza,
de la blennorrhagie, de la métrite, l'urine, les
matières fécales, la sueur, etc., qui provoquent
les éruptions intertrigineuses, etc.

2° *Irritants d'origine végétale.* — Nous trouvons parmi eux :

a) Les parasites végétaux de l'homme, achorion, trichophyton, microsporon furfur, minutissimum, etc., que nous étudierons en détail
au chapitre : *Affections parasitaires.*

b) Les végétaux qui n'ont que des contacts
fort accidentels avec l'homme, lesquels sont fort
nombreux ; nous venons d'indiquer les éruptions
que provoquent les plus importants d'entre eux ;

parmi les autres, citons : le sumac, le croton
tiglium, les euphorbes, la grande chélidoine,
l'aconit, la clématite, la grande pâquerette, les
diverses renoncules, la rue, l'ortie, les poussières
des graines des céréales.

3° *Autres substances irritantes organiques
ou inorganiques*. — Nous citerons :

a) Tous les excipients de mauvaise qualité
avec lesquels on fait les pommades (huiles ava-
riées, lanoline, vaseline, glycérine acide, axonge
rance, etc.), l'acide borique, le soufre, les acides
salicylique, pyrogallique, chromique, etc., le
chloral, le chloroforme, l'ammoniaque, l'iode et
surtout la teinture d'iode trop vieille qui a subi
certaines décompositions chimiques.

b) Les divers agents irritants atmosphériques
(voir plus haut).

c) Les éruptions artificielles de cause externe
peuvent se produire, soit à la suite d'un contact
tout à fait fortuit avec la substance irritante,
soit à la suite d'une application de médicaments
ou de cosmétiques, soit surtout dans l'exercice
d'une profession qui soumet le sujet à l'action
prolongée d'une substance nuisible pour ses téguments. C'est donc à cette classe de dermatoses
qu'il faut rattacher le groupe si important des
éruptions professionnelles des boulangers, épiciers, blanchisseuses, cuisiniers, plongeurs, plâ-
triers, cimentiers, teinturiers, ébénistes, mégis-

siers, pelletiers, etc., que nous ne pouvons énumérer ici, mais auxquelles tout médecin doit sans cesse songer. On les a décrites sous les noms caractéristiques au point de vue de l'aspect objectif, d'eczéma professionnel, d'eczéma lichénoïde, de gale des épiciers, etc.

Rien de plus variable d'ailleurs, suivant les sujets, que les effets de ces substances irritantes. Telle personne pourra manier pendant fort longtemps un corps nuisible, l'acide phénique par exemple, tel autre ne pourra pas le toucher une seule fois sans avoir des éruptions érythémateuses ou eczémateuses des plus accentuées. En somme, l'idiosyncrasie du sujet joue, ici comme pour les éruptions artificielles d'origine interne, un rôle des plus importants. D'ailleurs, il est prouvé que certaines substances appliquées à la surface des téguments, après les avoir lésés localement, sont absorbées par les surfaces malades, pénètrent dans l'intérieur de l'économie qu'elles intoxiquent, et agissent dès lors comme si elles avaient été ingérées. Elles peuvent donc provoquer des éruptions secondaires généralisées par intoxication de l'économie tout entière et, par suite, agir à la fois par irritation locale et par empoisonnement général de tout l'organisme.

Ces considérations permettent de comprendre pourquoi, dans certains cas, des applications locales seules d'une substance irritante telle que l'acide chrysophanique, le mercure, l'iodoforme, peuvent provoquer une inflammation locale intense et une éruption généralisée de plus ou moins longue durée, du type par exemple de *l'érythème scarlatiniforme desquamatif.*

Traitement

La première indication à remplir consiste évidemment à empêcher les actions irritantes nuisibles de continuer à s'exercer sur les téguments. Donc, lorsqu'on se trouve en présence d'une dermatose ayant l'aspect d'une éruption artificielle, il faut en rechercher la cause et, lorsqu'on peut la découvrir, s'efforcer de la supprimer.

La simple logique indique qu'il est inutile d'instituer une médication interne, puisqu'il s'agit de lésions cutanées de nature purement traumatique. Cependant, lorsqu'il y a eu absorption de la substance nuisible, et lorsque l'irritabilité des téguments est extrême, il est bon de faire suivre un régime alimentaire sévère et même parfois de mettre le malade à la diète lactée.

Au point de vue local, après s'être efforcé d'enlever autant que possible les corps irritants mis en contact avec les téguments, ou tout au

moins d'empêcher ces contacts de se renouveler,
il faut calmer l'inflammation produite.

Si la substance nuisible est un acide, il faut
alcaliniser légèrement les lotions dont on se sert
avec du carbonate ou du bicarbonate de soude ;
si c'est au contraire une base, on les acidifie avec
un peu de vinaigre, d'acide borique ou d'acide
phénique. Les lotions ne seront faites que lorsqu'elles seront rendues utiles par du suintement,
de la suppuration, de la formation de croûtes ;
on se servira d'ouate hydrophile imbibée d'eau,
rendue aseptique par l'ébullition avec de la gui-
mauve, du sureau, ou des têtes de camomille.

Puis, on appliquera des topiques émollients,
tels que les cataplasmes de fécule de pomme de
terre ou de farine de graine de lin Lailler, le
liniment oléo-calcaire, le cold-cream frais, le
glycérolé d'amidon ou la vaseline : on recouvre
d'ouate hydrophile, ou simplement de papier à
cigarettes, ou de linge en toile fine et usée im-
prégnés de la substance que l'on a choisie.

Peu à peu, à mesure que l'inflammation se
calme, on emploie des pommades à l'oxyde de
zinc au 20°, au 10°, au 5°, boriquées ou non, ou
des emplâtres à l'oxyde de zinc.

TRAITEMENT DE L'INTERTRIGO. — Quand les régions atteintes sont très enflammées, on fait des
lotions émollientes, et on poudre avec un mélange d'oxyde de zinc (20 grammes) et poudre de

talc (40 grammes) ; puis, on interpose entre les
parties malades un linge en toile fine et usée
imprégné de la même poudre. Dès qu'il s'est
produit du suintement, on refait le pansement.
Il ne faut jamais trop mouiller, il faut au contraire tenir les surfaces enflammées aussi sèches
que possible. Si ce simple traitement ne suffit
pas à faire disparaître toute la rougeur et l'inflammation, on peut le compléter en appliquant
une pommade au calomel au 20°, ou bien une
pommade renfermant de 5o centigrammes à
1 gramme d'oxyde jaune d'hydrargyre et de 1 à
2 grammes d'huile de cade pour 20 grammes de
vaseline pure.

TRAITEMENT DES ENGELURES. — *Traitement général.* — On traitera la constitution lympha-
tique des sujets par les moyens appropriés. Il
nous a paru bon d'administrer à petites doses pendant plusieurs mois, en commençant avant la
période d'hiver, des pilules renfermant de la
quinine et de l'ergotine, de manière à en donner
par jour de 10 à 20 centigrammes de chaque ; on
peut aussi combiner la digitale et la belladone
avec ces substances.

Traitement local. — Les malades ne se lave-
ront qu'avec de l'eau aussi chaude que possible.
Ils lotionneront deux fois par jour les régions
atteintes avec de l'eau de feuilles de noyer, puis
ils les frictionneront à l'alcool camphré. Ils les

saupoudreront pendant la nuit avec une poudre composée de 10 grammes de salicylate de bismuth et de 90 grammes d'amidon. Si les démangeaisons sont trop fortes, on fera lotionner avec un mélange contenant de 5o centigrammes à 1 gramme de tanin pour 5o grammes de glycérine et autant d'eau de roses, après quoi on poudrera avec la poudre précédente.

Les engelures ulcérées se traitent comme des brûlures. On a proposé de les panser avec des feuilles de noyer ramollies dans l'eau chaude.

II. ÉRUPTIONS ARTIFICIELLES
DE CAUSE INTERNE

Sous le nom d'éruptions artificielles de cause interne ou de dermatites toxiques, nous désignons toutes les éruptions qui sont consécutives à l'introduction dans l'économie, par une voie quelconque (tube digestif, poumons, téguments) d'une substance alimentaire, médicamenteuse, ou toxique de toute nature (poisons morbides, virus, toxines, etc.), susceptible de provoquer des déterminations cutanées.

Ces dermatoses ont été, dans ces derniers temps, l'objet de nombreuses recherches. Un des travaux les plus importants est l'ouvrage du

D^r Pr. Morrow sur les éruptions médicamenteuses, qui a paru en 1887.

SYMPTÔMES. — Les éruptions artificielles de cause interne sont beaucoup plus difficiles à reconnaître au premier abord que les éruptions artificielles de cause externe. Elles ne présentent pas, en effet, ces caractères de limitation, de localisation spéciale que nous avons indiqués et, assez souvent, elles se manifestent par des lésions élémentaires éruptives banales.

C'est ainsi que les éruptions de l'antipyrine, par exemple, n'ont dans la grande majorité des cas par elles-mêmes rien de pathognomonique, rien qui permette de formuler d'emblée le diagnostic.

Il en est d'autres, au contraire, comme la roséole copahique, comme l'éruption végétante du bromure de potassium qui sont parfaitement caractéristiques et qui permettent d'emblée par le seul examen objectif de poser le diagnostic complet de la manière la plus certaine et la plus précise.

Un de leurs grands caractères distinctifs est de se produire soudainement, après l'ingestion de telle ou telle substance, de tendre à disparaître dès qu'on en suspend l'emploi, de reparaître, au contraire, dès qu'on l'administre de nouveau.

Mais il faut bien savoir aussi qu'il en est de ces éruptions comme de certains érythèmes. La substance nuisible ne crée pas toujours elle-même l'éruption ; elle semble parfois mettre simplement en jeu la prédisposition individuélle, et provoquer l'apparition d'une dermatose qui évolue ensuite indépendamment de l'existence dans l'économie de la substance nuisible. C'est ainsi, pour nous faire comprendre, que l'ingestion d'*une seule* pilule de protoïodure de mercure peut provoquer le développement d'un érythème scarlatiniforme desquamatif qui évoluera pendant plusieurs semaines, sans que le malade ait ingéré d'autre substance nuisible (voir pour plus de détails sur ce point si important de pathogénie l'article : *érythème*).

D'une façon générale, les éruptions artificielles d'origine interne peuvent être :

1. *Érythémateuses simples, superficielles et fugitives*, comme celles de la quinine, de l'antipyrine, des balsamiques (mais, dans ce dernier cas, elles ont un aspect tacheté et une prédominance sur les bras et les avant-bras caractéristiques) ;

2. *Érythémateuses un peu papuleuses*, ressemblant à la rougeole ou à la variété papuleuse de l'érythème polymorphe, comme celles de la quinine, de l'antipyrine, des balsamiques, de l'iodure de potassium, du chloral ;

3. *Érythémateuses diffuses, intenses, avec desquamations consécutives*, ressemblant aux érythèmes dits scarlatinoïdes ou scarlatiniformes,

comme celles du mercure, de la belladone, de l'acide salicylique, plus rarement de la quinine et des opiacés ;

4. *Urticariennes, pures ou combinées avec d'autres formes éruptives* : ce sont de beaucoup les plus fréquentes ; elles s'observent après l'ingestion de beaucoup d'aliments (moules, charcuterie, poissons conservés, crustacés, gibier faisandé, etc.), et de certains médicaments (arsenic, santonine, chloral, opiacés, antipyrine, iodures, bromures, etc.) ;

5. *Purpuriques*, comme cela s'observe parfois après l'ingestion de la quinine, du chloral, de l'acide salicylique et surtout de l'iodure de potassium ;

6. *Papuleuses et papulo-pustuleuses à forme d'acné*, comme celles des iodures et des bromures ;

7. *Bulleuses* ou *pemphigoïdes*, comme dans certains cas rares à la suite d'ingestion d'antipyrine, d'iodure de potassium, et peut-être de bromure de potassium ou de copahu ;

8. *Furonculeuses, anthracoïdes, nodulaires, papillomateuses*, dans certains cas rares à la suite d'ingestion d'iodure et surtout de bromure de potassium ;

9. *Gangréneuses*, à la suite de l'emploi longtemps prolongé de l'ergot, de l'arsenic, plus rarement des iodures ;

10. *Pigmentaires*, à la suite de l'emploi long-temps prolongé de l'arsenic, du nitrate d'argent, de l'acide picrique ;

11. Enfin, on a décrit comme raretés patholo-giques des éruptions *squameuses* dues au borax, des éruptions vésiculeuses eczématiformes dues au bicarbonate de potasse ou à l'iodoforme, des éruptions zostériennes dues à l'arsenic.

ASPECTS DES PRINCIPALES ÉRUPTIONS CUTANÉES MÉDICAMENTEUSES. — 1. *Acide salicylique, salicylate de soude*. — Ces substances peuvent produire des éruptions de tout ordre, rubéoliques, urti-cariennes, vésiculeuses, bulleuses, pétéchiales, pustuleuses : elles sont surtout érythémateuses, parfois elles revêtent l'aspect de l'érythème scar-latiniforme desquamatif.

2. *Antipyrine*. — Les éruptions causées par l'antipyrine sont des plus fréquentes : elles af-fectent surtout le type érythémateux, soit en plaques petites, irrégulières, planes ou un peu surélevées, discrètes ou confluentes, avec ou sans desquamation, soit en sorte de placards d'un rouge vif, plus ou moins prurigineux, avec for-mation à leur surface de vésicules ou de bulles phlycténoïdes comme dans l'érythème poly-morphe bulleux ; l'antipyrine peut aussi provo-quer des éruptions urticariennes, beaucoup plus rarement purpuriques, à type d'érythème scar-latiniforme desquamatif, vésiculeuses, bulleuses.

3. *Argent* (nitrate d'argent). *Argyrie*. — Cette substance longtemps administrée produit peu à peu un dépôt brunâtre d'argent dans les couches papillaires de la peau et des muqueuses gingivales et conjonctivales.

4. *Arsenic*. — L'arsenic longtemps administré peut, lui aussi, provoquer l'apparition de pigmentations brunâtres, lesquelles se localisent souvent aux régions des téguments qui étaient le siège des affections cutanées pour lesquelles on a donné le médicament. Parfois aussi, il peut provoquer la formation de *kératodermies* symétriques de la paume des mains et de la plante des pieds. En outre, l'arsenic peut accidentellement produire des éruptions érythémateuses, scarlatiniformes, érysipélateuses, papuleuses, urticariennes, pétéchiales, vésiculeuses, zoniformes, bulleuses, pustuleuses, ulcéreuses, gangréneuses, furonculeuses.

5. *Bromures*. — Les bromures peuvent provoquer des poussées acnéiques ressemblant à l'acné ordinaire, mais ils peuvent aussi, dans quelques cas, surtout chez les enfants en bas âge, parfois aussi chez des adultes prédisposés, produire des sortes de papulo-tubercules géants, d'un rouge vif ou d'un rouge bistre, à sommet piqueté de points blancs et rouges. Les bromures peuvent, en outre, provoquer des érythèmes divers, du prurit, des dermites eczématiformes, pustu-

leuses, furonculeuses, bulleuses, squameuses et séborrhéiques.

6. *Chloral.* — Le thé, et surtout l'alcool, favorisent l'apparition des éruptions du chloral ; elles sont surtout constituées par des rougeurs plus ou moins uniformes, quelquefois scarlatiniformes, rarement papuleuses urticariennes ou hémorrhagiques qui occupent le visage et les surfaces d'extension des articulations.

7. *Cinchonine, quinine.* — Les éruptions de la quinine s'observent surtout chez les ouvriers qui fabriquent cette substance. Cependant, son usage interne peut aussi provoquer l'apparition de dermatoses érythémateuses simples, rubéoliformes, scarlatiniformes, plus rarement urticariennes, papuleuses, eczématiformes, bulleuses, pétéchiales. Elles siègent surtout à la face et au cou.

8. *Copahu, cubèbe, santal.* — Les éruptions causées par ces balsamiques sont assez fréquentes ; dans quelques cas, elles ont été prises pour des éruptions infectieuses blennorrhagiques. Elles sont le plus souvent érythémateuses tachetées, d'un rose tendre ou d'un rouge assez vif, plus ou moins prurigineuses ; parfois elles sont urticariennes, papuleuses, pétéchiales, et même vésiculeuses ou bulleuses.

9. *Iodures.* — Tous les iodures peuvent causer des éruptions : mais c'est l'iodure de potassium

qui est le plus nuisible aux téguments. D'après Prince Morrow, voici quelles sont les dermatoses auxquelles il peut donner naissance :

a) Érythèmes diffus ou en plaques irrégulières siégeant sur le visage, les bras, la poitrine ;

b) Urticaire et papules siégeant aux extrémités, à l'hypogastre et au visage ;

c) Vésicules et eczémas ;

d) Bulles pemphigoïdes suivies de croûtes ;

e) Papulo-pustules revêtant l'aspect d'acné : ce sont de beaucoup les plus fréquentes, et elles siègent de préférence à la face, au cou, aux épaules, aux fesses ;

f) Éruptions anthracoïdes (acné anthracoïde iodo-potassique d'E. Besnier) ;

g) Pétéchies ou purpura ;

h) Eruptions nodulaires ou tubéreuses formant des sortes de tumeurs ou mieux d'indurations rouges et douloureuses plus ou moins volumineuses qui suppurent parfois en un ou plusieurs points, et qui forment dans quelques cas fort rares des végétations papillomateuses assez semblables à celles du pemphigus vegetans ;

i) Éruptions polymorphes,

Nous n'avons pas besoin d'insister ici sur les phénomènes d'intolérance qui se produisent si souvent du côté des muqueuses du tube digestif, du côté du système nerveux, etc., dès l'administration des premières doses du médicament. De même que ces phénomènes d'intolérance, les éruptions cutanées sont souvent causées par de fort petites doses du médicament.

10. *Mercure(Hydrargyrisme)*. — Nous avons déjà dit un mot, à propos des éruptions artificielles de cause externe, des dermatoses que peuvent provoquer les applications sur les téguments des préparations mercurielles : elles agissent le plus souvent par irritation locale, puis par intoxication générale après l'absorption. Les auteurs ont divisé les éruptions hydrargyriques en trois variétés, qui ne sont que trois degrés dans l'intensité du mal :

a) L'*hydrargyrie bénigne* que caractérisent de la rougeur érythémateuse légère, du prurit. parfois quelques vésicules ;

b) L'*hydrargyrie fébrile* que caractérise une rougeur plus intense, érysipélatoïde ou scarlatiniforme, parfois purpurique, sur laquelle apparaissent de nombreuses petites vésicules ou vésico-pustules, et qui se termine par de la desquamation ; presque toujours, il y a quelques phénomènes généraux, en particulier un peu de réaction fébrile.

c) L'*hydrargyrie maligne*, dans laquelle tous les symptômes précédents deviennent encore plus intenses, et dans laquelle il peut survenir des angines avec sphacèle, des adénites, des abcès, des furoncles, des ulcérations gangréneuses, de l'abattement, du marasme, et même une terminaison fatale.

Mais la manifestation cutanée la plus importante que l'on observe après l'ingestion de préparations hydrargyriques, c'est une éruption rouge, plus ou moins généralisée, occupant fréquemment le corps dans sa totalité et revêtant l'aspect et les allures de l'*érythème scarlatiniforme desquamatif*. Elle peut durer pendant des semaines, et même pendant des mois, en s'accompagnant d'une desquamation des plus abondantes. Les sièges de prédilection, ceux où elle atteint son maximum d'intensité sont le cou, les grands plis articulaires, les parties latérales du tronc, la paume des mains, la plante des pieds.

11. *Opium. Morphine.* — Les injections de morphine provoquent souvent des démangeaisons intolérables. En outre, l'usage interne des opiacés peut déterminer l'apparition d'éruptions érythémateuses, scarlatiniformes, desquamatives, urticariennes.

ÉTIOLOGIE. PATHOGÉNIE. — Nous n'insisterons pas longuement sur la pathogénie des éruptions artificielles d'origine interne, et sur le rôle prépondérant que joue dans leur genèse l'idiosyncrasie ou la prédisposition individuelle. On pourrait presque dire que l'ingestion de la substance nuisible n'est que la cause occasionnelle, que c'est l'individu lui-même qui fait son éruption et qui répond à l'excitation de la cause occasionnelle suivant ses susceptibilités propres ; en somme, l'ingestion de la substance nuisible ne joue ici que le rôle du doigt qui fait partir la détente. Ces quelques mots font comprendre pourquoi les substances les plus diverses peuvent produire des éruptions analogues, pourquoi, d'autre part, la même substance peut produire des éruptions diverses chez des sujets différents : il convient d'ajouter comme autre confirmation de cette théorie que le même organisme réagit presque toujours de la même manière quand on l'expose à plusieurs reprises à l'action nuisible d'une même substance.

Voici quelles sont les principales substances qui peuvent provoquer les dermatites toxiques :

1. *Substances alimentaires.* — Signalons surtout les poissons et les coquilles de mer, les crustacés, les viandes fumées et salées, le gibier faisandé, la charcuterie, les fromages salés et fermentés, le café, le thé, les liqueurs, les alcools, les amandes, les concombres, les fraises, etc. Nous devons faire remarquer que la plupart de ces substances peuvent être nuisibles immédiatement, c'est-à-dire provoquer dans les 24 heures après leur ingestion des poussées d'urticaire, d'érythème, d'acné, etc. ; mais, que, de plus, elles peuvent, par leur usage habituel, provoquer

peu à peu un état spécial de l'organisme tel que les sujets deviennent aptes à avoir des éruptions eczématiformes aiguës ou chroniques, dites d'origine interne, que l'on rattache communément en France à l'arthritisme ou à la goutte (voir l'étiologie générale des dermatoses).

2. *Médicaments.* — Nous avons déjà énuméré plus haut les principales éruptions médicamenteuses. Nous mentionnerons de plus les dermatoses provoquées par l'acide benzoïque et les benzoates, le borate de soude, l'acide phénique, l'aconit, l'antimoine, la belladone, le cannabis indica, les cantharides, le chlorate de potasse, le chloroforme, la digitale, le fer, le goudron, l'huile de foie de morue, l'huile de ricin, l'iodoforme, l'ipécacuanha, la jusquiame, la strychnine, le phosphore, la santonine, le soufre, le stramonium, la térébenthine, etc.

3. *Toxines.* — Nous devrions maintenant étudier l'action sur les téguments des toxines ingérées ; mais c'est là une question des plus difficiles, des plus obscures encore à l'heure actuelle, et qui se relie intimement à l'étude des érythèmes infectieux : aussi renvoyons-nous à ce Chapitre.

Traitement

Le traitement des dermatites toxiques doit avant tout être prophylactique. Chacun doit

faire l'étude de ses prédispositions au point
de vue des substances alimentaires ou médica-
•menteuses qu'il est appelé à ingérer, et il doit
refuser absolument de faire usage de celles
qu'il sait devoir lui être nuisibles. D'autre
part, dès qu'une éruption se montre après l'ingestion d'un médicament, il faut, si l'éruption
est assez intense et si le médicament n'est pas
absolument indispensable, en faire cesser immédiatement l'usage. Dans la grande majorité des
cas, la suppression de l'agent toxique amène la
diminution, puis la disparition totale des accidents cutanés. Cependant, comme nous l'avons
déjà dit, il n'en est pas toujours ainsi : soit parce
que l'agent toxique n'a été que la cause occasionnelle de l'apparition d'une dermatose à évolution assez longue, soit parce que la lésion cutanée produite est de celles qui réclament un
certain temps pour guérir (éruptions bromiques
par exemple), soit enfin parce que l'élimination
de l'agent toxique met un certain temps à se
produire.

Pour activer la guérison, on doit donc chercher : à faciliter l'élimination de la substance
nuisible ; à en combattre les effets avec d'autres
substances jouant le rôle d'antidotes ; à traiter
localement les lésions cutanées.

1º Pour faciliter l'*élimination de la substance
nuisible*, on doit prescrire surtout les diurétiques

et, en particulier, le régime lacté ; on agit en même temps sur le tube digestif par des laxatifs doux souvent répétés.

3° Comme *antidotes*, on a préconisé : contre les bromures, l'arsenic et le sulfure de calcium ; contre la quinine, l'acide bromhydrique ; contre les iodures, l'arsenic, la belladone, l'atropine, la sulfaniline, l'eau de Vichy, etc. ; mais il faut bien savoir que ces diverses substances n'ont qu'une action très infidèle.

2° Quant au *traitement local* des éruptions, on instituera la médication propre à chacune des lésions cutanées produites (voir : articles *Erythèmes, eczéma, acné,* etc.). Le plus souvent tout devra se borner à quelques lotions émollientes, et à l'application d'une pommade à l'oxyde de zinc au 20°, ou d'une poudre inerte quelconque.

Dans quelques cas, les applications humides ne réussissent pas : on met alors la région malade dans de la poudre d'amidon ou d'oxyde de zinc.

Les complications diverses que nous avons énumérées se traitent d'après les procédés utilisés contre elles.

III

DERMATOSES PARASITAIRES

Les parasites proprement dits de la peau se divisent en deux grandes classes : 1° Les parasites animaux ; 2° Les parasites végétaux.

I. DERMATOSES CAUSÉES
PAR LES PARASITES ANIMAUX

Les parasites animaux de l'homme qui donnent lieu à des dermatoses ont été divisés en deux groupes principaux d'après leur habitat.

1. Les parasites superficiels ou épizoaires qui vivent à la surface des téguments ; ce sont : *a*) les poux ; *b*) les punaises ; *c*) les puces ; *d*) les cousins.

2. Les parasites fixes, intra-cutanés ou dermatozoaires qui pénètrent dans le tégument même soit jusqu'au corps muqueux, soit plus profondément ; ce sont : *a*) les acares ; *b*) le demodex folliculorum ; *c*) le dermanyssus gallinæ ; *d*) les

ixodes, les tiques, poux de bois, argas ; *e*) le
leptus irritans ou rouget ; *f*) la puce chique
ou pulex penetrans ; *g*) les œstres ; *h*) la filaire
de Médine ; *i*) les cysticerques du tissu cellulaire ; *j*) les filaires de la papulose filarienne.

I. LES ÉPIZOAIRES

1. Phthiriase. — On donne le nom de *phthiriase* ou de *pédiculose* à la dermatose causée par
la présence des poux à la surface des téguments.

Historique. — La phthiriase est connue de
toute antiquité ; mais, on a cru longtemps que
c'était une maladie de l'organisme tout entier,
que les poux étaient engendrés spontanément
par le sujet lui-même. Il a fallu les recherches
de ce siècle pour faire justice d'une pareille
erreur.

Dans certaines circonstances, les poux se
multiplient avec une rapidité vraiment prodi-
gieuse.

Description — Les poux sont des insectes
aptères, sans métamorphoses, dont la bouche
est pourvue de mandibules avec lesquelles ils
se fixent à la peau et d'un rostre qu'ils enfoncent dans les téguments pour y sucer leur
nourriture.

On en distingue trois variétés principales chez l'homme :

1° Les *poux de tête (pediculi capitis)*, qui habitent la chevelure, qui sont allongés, d'un gris ou d'un blanc cendré, et qui déposent leurs œufs sur les cheveux sous forme de lentes ;

2° Les *morpions (pediculi pubis)* qui peuvent envahir toutes les régions velues du corps sauf les cheveux, y compris la barbe et les cils, mais dont l'habitat ordinaire est le pubis ; ils sont presque arrondis en forme de crabes, et d'un gris clair ; ils ont de fortes pattes à ongles solides avec lesquels ils se cramponnent fortement à la peau ; ils déposent eux aussi leurs œufs sur les poils sous forme de lentes ;

3° Les *poux de corps (pediculi corporis seu vestimentorum)* qui habitent les vêtements et qui y déposent leurs œufs ; ils sont d'un blanc sale, allongés.

SYMPTÔMES. — 1° *Poux de tête.* — Le symptôme capital est le prurit. Le pou piquant le cuir chevelu pour y trouver sa nourriture provoque des démangeaisons et produit une effraction de l'épiderme, effraction qui peut être suivie d'inoculations secondaires. Il en résulte chez l'adulte des papules de prurigo, des lésions de grattage occupant le cuir chevelu mais surtout l'occiput, la nuque et les régions voisines du cou. Chez les eczémateux, il peut survenir une poussée d'eczéma. Chez les enfants, il se produit presque toujours de l'impétigo avec formation de croûtes jaunâtres engaînant les cheveux (*impetigo granulata*) ; parfois surviennent des complications d'ecthyma, de furoncles, de lymphangites, d'abcès. Pour faire le diagnostic, il faut rechercher la présence des lentes sur les cheveux.

2° *Poux du pubis*. — Ces parasites causent des démangeaisons fort variables : on peut parfois avoir des morpions depuis longtemps et n'être averti de leur présence par aucun symptôme subjectif. Dans certaines conditions, leurs piqûres provoquent l'apparition de taches bleues et de taches ombrées caractéristiques. Parfois aussi elles s'accompagnent de prurit et donnent lieu à des papules de prurigo. Ces parasites sont difficiles à reconnaître aux *paupières*. Le meilleur moyen de les découvrir consiste à rechercher leurs lentes sur les poils.

3° *Poux du corps*. — Les éruptions auxquelles les poux du corps donnent lieu sont multiples : elles consistent surtout en papules de prurigo excoriées, en traces de grattage, croûtelles, pigmentations cutanées consécutives, lesquelles peuvent être plus ou moins foncées et étendues, en lésions eczématiformes, inflammatoires, lymphangites, adénites, furoncles, abcès ; l'ecthyma s'observe très fréquemment chez les sujets atteints de poux du corps depuis un certain temps.

Les démangeaisons que causent ces parasites sont des plus intenses et pour ainsi dire constantes. Les lieux d'élection des lésions cutanées sont la partie supérieure des épaules, le cou, la ceinture. Dans quelques cas de phthiriase ancienne et invétérée, la peau se transforme peu à peu sous l'action des grattages incessants : elle s'indure, s'épaissit, se pigmente dans toute son étendue en se fonçant davantage aux lieux d'élection, et ces sujets arrivent à avoir une véritable mélanodermie.

TRAITEMENT. — La *première indication* est d'enlever ou de détruire les parasites et leurs œufs.

1. — Dans la phthiriase du cuir chevelu, s'il s'agit d'un homme ou d'un enfant, on fera couper les cheveux complètement ras, puis on savonnera la tête avec de la décoction de bois de Panama et du savon mou de potasse ou du savon phéniqué ou au sublimé ; s'il s'agit d'une femme, on tâchera de lui conserver les cheveux : on nettoiera la tête, et on la lotionnera avec un mélange de 1 gramme de sublimé, 100 grammes de vinaigre, et de 200 à 400 grammes d'eau distillée chaude, puis on peignera au peigne fin pour enlever les lentes dont le vinaigre aura ramolli la chitine ; on répétera cette opération jusqu'à ce que les poux et leurs œufs aient disparu. Le naphtol en solution au quarantième et

le pétrole sont aussi d'excellents agents anti-
phthiriasiques.

2. — Quand il s'agit de morpions nous conseillons également de faire matin et soir pendant
4 à 5 jours une lotion des parties malades avec
la formule de sublimé que nous venons d'indiquer ; les bains de sublimé peuvent aussi rendre
des services. Quand les pediculi siègent aux paupières, on applique sur le bord libre une pommade à l'oxyde jaune d'hydrargyre au trentième ou au quarantième, ou bien on extirpe
patiemment avec des pinces chaque parasite.
Il est inutile, quand on fait assez longtemps les
lotions vinaigrées au sublimé, d'enlever les
lentes ; sinon, il est prudent de couper aux ciseaux tous les poils qui en présentent.

3. — Le meilleur moyen de se débarrasser des
poux du corps consiste à changer de linge et de
vêtements à plusieurs reprises, et même plusieurs fois par jour, puis de faire désinfecter
soigneusement tous les effets. Des lotions au
pétrole, ou avec une solution phéniquée au
centième ou bien encore des applications de
poudre de staphisaigre facilitent cette opération
chez les sujets très contaminés.

La *deuxième indication* est de guérir les
lésions cutanées produites.

Au cuir chevelu, pour combattre l'impétigo,
on emploiera les lotions à l'eau de feuilles de

noyer boriquée puis les pommades mercurielles
ou cadiques faibles (voir *Impétigo* et *Eczéma*).

Au pubis, on n'a le plus souvent qu'à calmer
l'irritation produite par les parasiticides quand
les téguments ont peu de résistance : on y arrive
par les bains d'amidon, la pommade à l'oxyde
de zinc au dixième et les poudres inertes.

Quand il s'agit de poux du corps, on est parfois obligé d'employer, pour calmer les démangeaisons, d'abord les bains sulfureux, puis les
bains d'amidon ; dans leur intervalle, on couvre
les parties malades d'une pommade renfermant
1 gramme d'acide phénique pour 20 grammes
d'oxyde de zinc, 20 grammes de lanoline et
antant de vaseline. On traite l'ecthyma par les
lotions boriquées et le pansement occlusif avec
des morceaux d'emplâtre rouge.

2. Punaises. — Les punaises (*cimex lectula-
rius* : insectes hémiptères provoquent des lésions
urticariennes, du prurigo, etc... Les lotions vinaigrées, phéniquées, à l'eau de chaux, à l'eau
de Cologne, au sublimé, à l'ammoniaque, puis
des applications de liniment oléo-calcaire, de
pommades menthées ou phéniquées au quatre-
vingtième et de poudre d'amidon soulagent les
malades.

3. Puces. — Les puces communes (*pulex
irritans*) : insecte de l'ordre des aphaniptères,
tribu des pulicides) provoquent au niveau de

chaque piqûre une petite hémorrhagie puncti-
forme (purpura pulicosa) : elles déterminent souvent de l'urticaire. Même traitement que pour
les punaises.

4. Cousins. Moustiques. — Les piqûres des
cousins (*culex pipiens*, famille des tipulaires,
ordre des diptères) causent de vives irritations
cutanées, de l'urticaire, des sensations de brûlures, souvent de véritables tuméfactions des
parties atteintes. Même traitement que pour les
punaises.

II. LES DERMATOZOAIRES

1. Gale. Acare de l'homme. — On donne
le nom de *gale* à l'ensemble des lésions cutanées
que provoque, chez l'homme, *l'acarus scabiei*.

SYNONYMIE. HISTORIQUE.— Les principaux synonymes de la gale sont : grattelle, rogne, psore,
acarie, scabies, etc. Il semble qu'Aristote ait
connu les animalcules de la gale ; ce qui est certain c'est que les premières notions précises sur
cette affection nous viennent des médecins
arabes, d'Ali-Abbas et d'Avicenne qui reconnu-
rent sa nature contagieuse, d'Avenzoar qui en
découvrit le parasite. Guy de Chauliac, au
XIVe siècle, connaissait les syrones qui tracent des
sillons sinueux entre cuir et chair ; Alexandre

Benedetti, Scaliger, Rondelet, Laurent Joubert,
A. Paré, etc., possédaient ces notions ; cependant tous ces auteurs ne pensaient pas que la
gale fût une maladie de nature vraiment parasitaire ; pour eux, c'était une affection générale
et les animalcules en question n'étaient que des
accidents. Le travail de Cosimo Bonomo (1687)
mérite, par contre, de rester justement célèbre,
car, après avoir décrit le parasite, sa forme de
petite tortue, ses œufs, il en fait la cause unique
de la gale qu'il regarde comme une maladie parasitaire, et il en formule même le traitement
par des pommades mercurielles ou soufrées. On
se demande comment après une monographie
aussi lumineuse et aussi complète, le xviiie siècle
tout entier put retomber dans l'obscurité la plus
absolue et dans les théories humorales.

Cependant Linné décrivit l'*acarus humanus
subcutaneus* qu'il rapprocha de la mite du fromage, erreur qui fut relevée par Pallas, puis par
de Geer. Wichmann, en 1786, décrivit l'affection
dans un Mémoire des plus remarquables, parla
des sillons, de la contagiosité, de la manière de
trouver le parasite.

Enfin, survinrent les recherches du commencement du siècle. Elles commencèrent par la supercherie de Galès (1812) qui montra comme
étant le parasite de la gale la mite du fromage,
supercherie qui fut dévoilée par Raspail en 1829.

Mais en 1834, le Corse Renucci, habitué dans
son pays à rechercher les acares de la gale, vint
à Paris étudier la médecine et démontra de la
manière la plus irréfutable la présence chez tous
les galeux de l'*acarus scabiei*. Nous n'avons
plus, pour terminer cet historique, qu'à signaler les recherches d'Eichstadt de Greifswald, de
Lanquetin, de Bourguignon sur les mœurs et
les métamorphoses des acares, celles de Bazin
et de Hardy sur le traitement rapide des galeux.

DESCRIPTION DU PARASITE. — L'acare qui produit la gale de l'homme est un arachnide de
l'ordre des acariens, famille des sarcoptidés,
tribu des sarcoptides psoriques ; genre sarcopte ;
espèce sarcoptes scabiei ; variété hominis (Syn.
acarus humanus subcutaneus, acarus scabiei,
sarcoptes hominis (σαρξ, chair et κοπτειν, couper).

La femelle ovigère a trente centièmes de millimètre de long sur vingt-six de large ; le mâle a
vingt centièmes de millimètre de long sur seize
de large.

C'est un petit animal ovoïde assez semblable
comme forme générale à une tortue ; les téguments sont sillonnés de stries ondulées à direction généralement transversale, le dos est hé-
rissé de petites proéminences en dents de scie
formant des séries linéaires transversales. On y

voit aussi des poils ou soies reposant sur de petits mamelons semblables à des papilles. La tête
est assez nettement séparée du tronc ; elle forme
une sorte de bourgeon arrondi situé à l'une des
extrémités du grand axe de l'animal ; elle porte
un rostre pourvu de gros palpes maxillaires co-
niques à trois articles et des mandibules épaisses
et courtes. Il y a quatre paires de pattes à cinq
articles ; chez le mâle, elles sont toutes terminées
par une ventouse, sauf celles de la troisième
paire qui portent une soie ; chez la femelle, les
deux paires postérieures sont terminées par de
longues soies. L'organe mâle est situé sous le
quatrième anneau céphalo-thoracique ; la vulve
s'ouvre transversalement entre le deuxième et le
troisième anneau céphalo-thoracique. D'ordinaire, on voit par transparence un œuf ovoïde,
allongé, d'un gris perle, dans le corps de la femelle ovigère.

A peine pondu, l'œuf se développe : le premier âge de l'animal est une larve à trois paires
de pattes qui subit deux ou trois mues ; au
deuxième âge, c'est une nymphe à quatre paires
de pattes ayant de nombreux poils, pas d'organes sexuels ; il y en a de deux grosseurs : les
plus petites donnent les mâles, les plus grosses
les femelles ; au troisième âge, après une nouvelle mue, se produisent les organes sexuels ; puis
l'accouplement se fait : chaque mâle féconde

plusieurs femelles, car celles-ci sont beaucoup plus nombreuses ; le quatrième âge est exclusif aux femelles : la jeune femelle mue pour acquérir l'organe de la ponte et devient la femelle ovigère, celle qui va devenir directement nuisible à l'homme.

En effet, elle ne pond que sous l'épiderme. Elle se creuse pour cela un sillon : elle élève l'abdomen au moyen des longues soies des pattes postérieures, donne ainsi à son corps une inclinaison de 45°, met son rostre en contact avec la surface de la peau, déchire l'épiderme, forme une petite cavité superficielle qu'elle agrandit par des mouvements de latéralité, puis pénètre tout entière dans sa galerie. Une fois entrée elle ne peut plus reculer à cause de la direction des épines du dos ; elle est donc obligée de progresser constamment. A mesure qu'elle avance, elle dépose ses œufs derrière elle, et elle finit par mourir au bout de son sillon.

Ces sillons sont donc le symptôme objectif pathognomonique par excellence de la présence de l'acare. Ils se présentent sous l'aspect de petites lignes grisâtres, parfois noirâtres, ponctuées de points plus foncés qui ne sont autre chose que des petits trous, points de sortie des jeunes larves écloses. Ils ont de 1 millimètre à 2 centimètres et plus de longueur ; ils peuvent avoir toutes les formes, rectilignes, curvilignes, en S, en C, en fer à cheval, etc. On leur distingue deux extrémités : 1° l'entrée de la tête qui paraît plus large ; 2° la terminaison ou la queue qui est légèrement saillante (éminence acarienne de Rayer) et au niveau de laquelle, à travers l'épiderme, on voit un petit point blanc qui n'est autre que l'acare : c'est en cet endroit qu'il faut aller le chercher avec la pointe d'une épingle à laquelle il se cramponne.

Parfois le sillon est situé au-dessus d'une vésicule ou d'une vésico-pustule ; mais jamais l'acare n'est en contact avec le liquide de ces éléments éruptifs.

Chaque sillon ne contient qu'un seul acare ; de plus, on y trouve des œufs à divers degrés d'évolution et des points noirs qui sont les fèces de l'animal.

Les mâles vagabondent à la surface des téguments, ou bien ils se placent sous des croûtes ou des débris d'épiderme au voisinage des sillons. Il en est de même des nymphes et des larves qui piquent la peau pour y trouver leur nourriture et qui sont ainsi une des causes des éruptions multiples qui caractérisent cette maladie.

Symptômes. — On a décrit une première période d'*incubation* dont la durée varie de deux jours à six semaines et pendant laquelle il se produit des démangeaisons plus ou moins violentes, surtout nocturnes, et des éruptions fugaces, mal déterminées, à type urticarien.

Peu à peu les symptômes deviennent plus nets et la *période d'état* se trouve constituée.

Le symptôme capital, celui qui donne l'éveil dans la grande majorité des cas, c'est le prurit. Il s'exaspère le soir quand le malade se couche, à la chaleur du lit. Il est surtout marqué chez les arthritiques nerveux, chez ceux qui ont une mauvaise hygiène alimentaire. Il peut manquer dans quelques cas fort rares (gale non prurigineuse).

Le signe objectif pathognomonique de la présence de l'acare, c'est, comme nous venons de le dire, le sillon. Il faut le rechercher soigneusement en certains lieux d'élection qui sont : les espaces interdigitaux, la face latérale des doigts, la partie antérieure et interne du poignet, la paume des mains lorsque la peau y est fine, non calleuse, la partie antérieure des aisselles, les parties génitales, scrotum, verge, gland et prépuce chez l'homme, où il repose parfois sur des élevures pseudo-papuleuses simulant des accidents syphilitiques secondaires, le mamelon chez la femme, le pourtour des chevilles et les pieds chez l'enfant.

Les diverses localisations que nous venons de signaler sont, en outre, en y ajoutant la partie inférieure des fesses, la ceinture, les avant-bras, les plis du coude, les creux poplités, les lieux d'élection des diverses autres éruptions de la gale. Quand ces localisations existent à l'exclusion de tout autre symptôme, même lorsque l'on ne trouve pas de sillons, on a de très fortes raisons de soupçonner l'existence de cette maladie.

Le deuxième grand caractère des éruptions psoriques est leur *polymorphisme*. En effet, on observe chez les galeux des éruptions dites secondaires, consécutives aux grattages, aux piqûres des insectes, aux inoculations purulentes, etc., et qui sont des papules de prurigo excoriées pour la plupart, des vésicules transparentes et cristallines qui siègent surtout aux doigts et aux mains, des vésico-pustules, des pustules vraies d'ecthyma, des traces de grattage, des excoriations. De plus, chez les sujets prédisposés à ces dermatoses, la gale peut se compliquer d'urticaire, d'éruptions eczémateuses (l'eczéma du mamelon est un bon signe de gale, de lymphatisme ou de grossesse), de lichénifications des téguments, d'impétigo. En outre, il peut survenir comme complications des éruptions vésiculeuses, pemphigoïdes, ecthymateuses, des furoncles, des lymphangites, des adénites, des abcès.

D'après l'aspect général de l'éruption, on a décrit des gales sèches ou papuleuses, dans lesquelles on ne trouve que quelques papules de

prurigo et des sillons, des gales humides, lymphatiques ou aqueuses, dans lesquelles les lésions eczémateuses et impétigineuses dominent,
des gales purulentes ou pustuleuses où les pustules d'ecthyma sont des plus nombreuses, une
gale norwégienne qui est caractérisée par des
productions croûteuses énormes et qui, pour
Mégnin, serait causée par le sarcopte du loup,
une gale caractérisée par une érythrodermie
généralisée avec miliaire et *hyperidrose* et qui
est causée par le sarcopte du cheval (E. Besnier).
La plupart des variétés objectives de la gale
tiennent à ce que l'individu répond à l'action du
parasite suivant son idiosyncrasie.

Livrée à elle-même, la gale peut présenter
des périodes successives, presque inexplicables,
d'aggravation et d'amélioration. Cependant une
bonne hygiène alimentaire et corporelle modifie
beaucoup l'intensité des éruptions. Pendant les
maladies aiguës, les acares sommeillent en quelque sorte.

Diagnostic. — Les deux signes de certitude
de la gale sont le sillon et la constatation de la
présence du sarcopte ; les signes de présomption
sont le prurit vespéral, le polymorphisme des
éruptions et surtout leurs localisations spéciales.

Le diagnostic de cette affection peut présenter
les plus grandes difficultés quand les éruptions
sont avortées, peu marquées comme chez les

personnes des classes aisées qui prennent des soins, de toilette fréquents. Aussi faut-il, chez elles, pratiquer l'examen le plus minutieux et songer à la possibilité de cette maladie au moindre signe suspect.

Il est tout aussi difficile de dire si un sujet qui a subi le traitement de la gale est complètement guéri. En effet, alors même que tous les insectes sont détruits, le galeux conserve du prurit pendant un certain temps : il faut savoir attendre avant de le déclarer de nouveau contaminé et avant de le soumettre à une nouvelle médication antipsorique, sans cela on court le risque d'aggraver et de perpétuer les phénomènes prurigineux dont il se plaint.

Traitement. 1. Traitement phophylactique. — La gale se prend surtout en couchant avec un sujet contaminé ou en mettant ses vêtements ; de plus, il y a certains acares des animaux qui peuvent causer des éruptions chez l'homme. Il faut donc instituer de sérieuses mesures d'isolement toutes les fois que l'on est exposé à avoir des relations avec un individu ou avec des animaux suspects. Il faut, en particulier, quand on a découvert un galeux dans une famille, faire une enquête minutieuse, et s'il y a, dans cette famille, un ou plusieurs autres sujets contaminés, il faut les traiter tous en même temps, désinfecter tout leur linge simultanément et au moment même où on les traite ; sinon l'on aura indéfiniment des contaminations réciproques.

2. TRAITEMENT CURATIF. — **Première indication:** *Détruire les acares et leurs œufs.*

a) *L'état des téguments du malade permet de faire un traitement énergique.*

A la campagne, lorsque les sujets n'ont pas la peau irritable, le traitement le moins coûteux et le plus énergique consiste à frictionner deux ou trois jours de suite, une fois par jour, le corps du malade et surtout les parties où siège l'éruption avec du pétrole ordinaire pur, ou, s'il est trop irritant, coupé de un, deux, trois fois son volume d'huile de belle qualité. On l'applique le soir, on le garde toute la nuit en contact avec la peau ; le lendemain matin, on savonne à l'eau chaude.

Voici quel est le traitement que nous conseillons d'employer en ville :

1º Pendant dix à quinze minutes, on frictionne vigoureusement avec de l'eau chaude, du savon mou de potasse et une brosse à ongles toutes les régions où se trouvent des lésions de gale ; on savonne de même tout le corps, mais rapidement ;

2º On met ensuite le malade dans un bain sulfureux quand c'est possible, sinon dans un bain ordinaire, et on continue à l'y savonner pendant un quart d'heure à vingt minutes ;

3° Au sortir du bain, on applique sur le corps tout entier la pommade suivante, en insistant tout particulièrement sur les points qui sont les sièges d'élection :

Fleur de soufre.	2 parties	
Carbonate de potasse . . .	1	//
Axonge fraîche.	12	//

Pommade d'Helmerich modifiée par Hardy).

Chez les gens riches, on peut se servir de la pommade de Bourguignon dont voici la formule : Essence de lavande, de cannelle, de menthe, ou de girofle : 2 grammes ; gomme adragante : 4 grammes ; carbonate de potasse : 30 grammes ; fleur de soufre : 90 grammes ; glycérine neutre pure : 180 grammes ;

4° Lorsque le malade le peut, c'est-à-dire si sa peau n'est pas trop irritée, il vaut mieux qu'il conserve cette pommade en contact avec ses téguments pendant 12 ou 24 heures ; il se recouvre complètement d'une chemise, d'un caleçon, de gants et de bas qui, pour plus de sûreté, seront ensuite désinfectés. S'il ne peut la garder aussi longtemps, il l'enlève au bout d'une heure ;

5° Pour cela, il prend un bain simple dans lequel il se lave avec du savon doux, puis il enduit le corps de pommade à l'oxyde de zinc au dixième, de cold-cream, de vaseline, etc., et il se poudre en entier de poudre d'amidon.

Il est quelquefois nécessaire, quand l'état de la peau n'a pas permis de frotter suffisamment fort les points malades, de recommencer ce traitement à 48 heures d'intervalle.

b) Les téguments du malade sont trop irrités pour que l'on puisse faire d'emblée un traitement énergique. — Dans ce cas, il faut d'abord soigner les complications cutanées, donner des bains d'amidon, appliquer des cataplasmes de fécule de pomme de terre, de la pommade d'oxyde de zinc, etc. Mais, dès que c'est possible, il faut avoir recours aux préparations de naphtol, de baume du Pérou, ou d'onguent styrax, puis aux pommades soufrées faibles au 20e ou au 10e additionnées d'oxyde de zinc, topiques qui ont l'avantage d'être peu irritants et d'agir contre les acares.

Voici, en particulier, une formule que nous ne saurions trop recommander pour les adultes à peau très irritée, pour les femmes enceintes et les enfants en bas âge :

Huile d'olive de belle qualité ou huile de camomille camphrée.	de	5o à 200gr.
Onguent styrax *frais.* . .	de	25 à 5o
Baume du Pérou		5

(Au lieu de baume du Pérou, on peut employer, quand les démaugeaisons sont trop fortes, de l'essence de menthe à des doses variant de $\frac{1}{100}$ à $\frac{1}{60}$).

Deuxième indication : — *Prévenir les récidives par la désinfection des vêtements.*

Troisième indication : — *Guérir les lésions cutanées.*

Lorsque l'on a fait le traitement de la gale proprement dite, c'est-à-dire lorsqu'on a détruit les acares et leurs œufs, il faut guérir les téguments excoriés, enflammés, couverts d'eczéma, d'ecthyma, etc.

Pour cela, on soumettra le malade à un régime alimentaire sévère ; on lui fera prendre tous les jours des bains d'amidon de 10 à 15 minutes de durée ; on couvrira les parties enflammées de pommade à l'oxyde de zinc, avec ou sans acide phénique ou essence de menthe contre les démangeaisons ; enfin, on traitera les complications diverses qui peuvent exister.

Si, après 12 ou 15 jours de cette médication, les phénomènes de prurit reparaissent avec une nouvelle intensité, il faudra soupçonner une récidive ou, pour mieux dire, un traitement incomplet de la gale, et surveiller le malade à ce point de vue. Mais on ne devra instituer une deuxième médication active que lorsqu'on sera absolument sûr de la présence de l'acare.

2. Demodex folliculorum. — Le *demodex folliculorum* est un insecte de 36 centièmes de millimètre de long environ sur 3 centièmes de millimètre de large, de la famille des acariens ;

il habite les follicules sébacés dilatés des sujets atteints d'acné et de séborrhée. (voir *acné*, pour son traitement).

3. Dermanyssus Gallinœ. — Les *dermanysses* sont des acariens parasites des Gallinacés ; ils peuvent déterminer sur les avant-bras une éruption papuleuse prurigineuse.

4. Ixodes (tiques ; poux de bois ; garapattes). — Les *ixodes* sont des acariens dont les femelles fécondées enfoncent profondément leur proboscide dans les téguments, et sucent le sang jusqu'à ce que leur corps distendu forme de petites tumeurs arrondies. Il faut, pour leur faire lâcher prise, les arroser de pétrole, de benzine, ou d'essence de térébenthine.

5. Leptus irritans. Rouget. — Le *rouget* est la larve du trombidion soyeux, insecte de l'ordre des acariens. C'est un petit animal de 23 centièmes de millimètre de long, rouge orangé, qui habite les bois et les jardins. Il se fixe à la base des poils et des follets, et, dès qu'il est fixé, son abdomen se dilate peu à peu.

Il faut l'enduire de pétrole ou de benzine pour lui faire lâcher prise, ou bien faire des lotions parasiticides, et appliquer des pommades au soufre, à l'acide phénique ou au sublimé.

6. Puce chique (Pulex penetrans). — La *puce chique* est un insecte aphaniptère, genre rhynchoprion. Elle est fort petite, ovoïde, d'un

millimètre de longueur, d'un rouge brun. Elle
habite les sables et les herbes sèches de l'Amérique Centrale. Quand elle est fécondée, elle pénètre dans les téguments, aux orteils, sous les
ongles, aux pieds, aux jambes ; puis elle grossit
par suite du développement de ses œufs, et
arrive à avoir le volume d'un petit pois. Elle
cause alors des douleurs effroyables, des phénomènes inflammatoires, des pustules, des lymphangites, des abcès.

Il faut l'extraire délicatement avec une aiguille
ou un instrument approprié, et ne pas la crever
car, si l'on commet cette maladresse, les œufs se
répandent dans la plaie, germent, et déterminent
parfois de la gangrène. On peut aussi la détruire
sur place avec le fer rouge.

Comme moyens préventifs il faut d'abord ne
jamais marcher nu-pieds ; puis il faut s'enduire
de temps en temps d'huile camphrée, ou phéniquée, de pommades mercurielles, de benzine, de
pétrole, etc.

7. Œstres. — Les *œstres* sont des larves de
diptères de la famille ou tribu des œstrides. Ces
insectes déposent leurs œufs sur les plaies, dans
les cavités naturelles telles que les fosses nasales
et leurs ramifications, le conduit auditif, etc.
Les œufs germent, donnent naissance à une
larve qui se développe dans les tissus à leur
dépens, et y forme une sorte de petite tumeur fu-

ronculeuse. Parmi les plus redoutables de ces parasites, signalons la *lucilia* ou *calliphora hominivorax* de l'Amérique Centrale, la *calliphora anthropophaga* de l'Amérique Méridionale, la *dermatobia noxialis* (ver macaque de Bahia, ver moyoquil de l'Amérique Centrale), la *sarcophila Wolhfarti* de Russie, qui vit dans les oreilles, le nez, et le palais des enfants.

Il faut s'efforcer d'enlever ou de détruire les larves avec un instrument quelconque ou avec des injections antiseptiques ; puis on panse les plaies avec de l'alcool camphré, du camphre, de l'iodoforme, du naphtol camphré, etc.

8. Filaire de Médine. — La *filaire de Médine* est un helminthe nématoïde des pays tropicaux, qui pénètre dans l'économie par l'intermédiaire des cyclopes, dont il est le parasite. Il se fixe sous les téguments, surtout aux bras, aux avant-bras, aux jambes et aux pieds ; il s'y développe en produisant une tumeur inflammatoire au niveau de laquelle le derme s'amincit et s'ulcère peu à peu, en donnant passage au ver adulte qui mesure de 5o centimètres à 2 mètres de long.

Le seul traitement possible consiste à extraire doucement et lentement la filaire en l'enroulant autour d'un petit treuil portatif fait avec une baguette, que l'on fixe au-dessus de la tumeur. Il ne faut pas rompre l'animal, sans cela les œufs se répandraient dans les tissus et y causeraient des délabrements considérables.

Dans les pays à filaires, il faut toujours filtrer l'eau dont on se sert comme boisson ou pour les soins de toilette.

9. Cysticerques du tissu cellulaire. — Les *cysticerques* de la peau et du tissu cellulaire sous-cutané constituent une véritable rareté pathologique. Ils se présentent sous l'aspect de petites tumeurs multiples, presque toujours sous-cutanées, rondes ou ovalaires, indolentes, aphlegmasiques, élastiques. Pour faire le diagnostic, il faut les ponctionner et voir si le liquide qu'elles contiennent renferme des crochets. Le seul traitement efficace consiste à inciser et à extirper la poche.

10. Papulose filarienne. — Sous le nom de *papulose filarienne*, Nielly a décrit tout récemment une dermatose des plus rares, siégeant à la face externe des avant-bras, sur le dos, aux mains, aux fesses, à la partie externe des cuisses caractérisée par des taches rouges prurigineuses surmontées de papulo-vésicules qui deviennent rapidement des papulo-pustules. Dans leur sérosité, on trouve des filaires d'un tiers de millimètre de long sur 13 millièmes de millimètre de large. Des bains gélatineux, savonneux, et des applications parasiticides faibles semblent suffire pour amener la guérison.

II. DERMATOSES CAUSÉES
PAR LES PARASITES VÉGÉTAUX

Les seules dont la notion soit importante en pratique sont : la *Trichophytie*, le *Favus*, la *Pelade*, le *Pityriasis versicolor*, et l'*Erythrasma*.

Les parasites des deux premières et des deux dernières sont connus, au moins dans leurs principaux caractères. Celui de la pelade est encore à trouver en dépit de recherches nombreuses. D'ailleurs, il est très probable que l'origine de la pelade n'est pas une et qu'il faut distinguer des pelades parasitaires et des pelades trophonévrotiques. Tout en faisant les remarques étiologiques nécessaires, nous étudierons en temps utile la pelade dans ce chapitre des dermatoses parasitaires.

I. TRICHOPHYTIE

On décrit sous ce nom l'ensemble des lésions provoquées sur la peau et ses annexes par le *trichophyton tonsurans* de Malmsten, champignon parasite de l'homme et des animaux.

Le trichophyton peut attaquer :

1. Le cuir chevelu (teigne tondante trichophytie du cuir chevelu).

2. La barbe (sycosis parasitaire, ou trichophytie de la barbe).

3. Les régions glabres (herpès circiné parasitaire ou mieux trichophytie cutanée).

4. Les ongles (onychomycose trichophytique).

Chacune de ces variétés exige une description
à part, mais le parasite y affecte les mêmes caractères généraux ; aussi, est-ce par sa description
que nous commencerons.

DESCRIPTION DU PARASITE. — Le trichophyton
de Malmsten est un champignon parasite, appar-
tenant à un groupe des Mucédinées connu sous
le nom de *botrytis* ; c'est à ce même groupe
qu'appartient le parasite de la maladie des vers
à soie dite *muscardine* (Botrytis bassiana).

Le trichophyton est essentiellement constitué
par un *mycelium* et des *spores*.

Le mycélium est composé de tubes longs,
flexueux, ramifiés à des intervalles assez es-
pacés.

Les spores sont des corpuscules arrondis, incolores, réfractant fortement la lumière et ayant
un diamètre qui varie de 3 à 8 μ.

La constatation du volume plus ou moins considérable de ces spores aurait, d'après M. Sabouraud qui a fait une série de recherches très remarquables sur le parasite de Malmsten, une

importance capitale et permettrait de distinguer deux types nettement séparables : le trichophyton macrosporon et le trichophyton microsporon.

Voici, d'après l'auteur que nous venons de citer, les caractères différentiels de chacune de ces deux variétés :

Les spores du trichophyton macrosporon ont environ 7 à 8 μ de diamètre ; elles sont contenues dans un mycélium facile à voir et disposées en files régulières dans autant de rameaux mycéliens.

Les spores du trichophyton microsporon ne mesurent guère que 3 μ de diamètre, elles sont disposées sans ordre et ne sont pas contenues dans un mycélium visible.

Ces deux variétés de trichophyton seraient et resteraient absolument distinctes l'une de l'autre ; on n'observerait pas de passage de l'une à l'autre. Dans les cas de contagion d'école ou de famille, la spore garde sur chaque individu contaminé ses mêmes dimensions : petites, si la contagion provient d'une trichophytie à petites spores ; grosses, dans le cas contraire.

Ces deux variétés de parasites donnent sur des milieux nutritifs appropriés des cultures d'aspect différent ; mais cette distinction n'a pas un intérêt de simple curiosité ; elle a surtout un *intérêt pratique* : c'est ainsi que pour ne parler que de la trichophytie du cuir chevelu, M. Sabouraud a remarqué que 19 cas sur 20 de teignes *cliniquement rebelles* étaient causées par le trichophyton à petites spores.

D'autre part, dans la trichophytie humaine, il n'y a que la teigne à grosses spores qui puisse s'accompagner d'auto-inoculation ou de contagion de trichophytie circinée, ou produire par contagion à l'homme la trichophytie de la barbe. Le seul fait de ces contaminations permet ainsi de porter à distance le diagnostic de trichophytie à grosses spores.

La trichophytie à petites spores ne paraît contagieuse que pour les cheveux et par conséquent pour les enfants, seuls sujets à la teigne tondante.

Dans ces deux groupes, caractérisés l'un par la grosse spore, l'autre par la petite, on distinguerait un nombre considérable d'espèces secondaires, dont l'étude n'est encore qu'ébauchée.

La trichophytie est loin d'être propre à l'homme ; on la rencontre chez nombre d'animaux tels que le cheval, le bœuf, le chien, le chat, le lapin, le cobaye, la souris, le coq ; elle paraît se transmettre de chacun de ces animaux à l'homme aussi facilement qu'elle se transmet de l'homme à l'homme.

Enfin, le trichophyton pourrait se développer ailleurs que chez l'homme et chez les animaux et on a émis récemment l'hypothèse d'une exis-

tence *saprophyte* des trichophytons (Sabouraud).

Tels sont les caractères principaux des parasites qui déterminent la trichophytie chez
l'homme ; nous indiquerons, en décrivant chacune des localisations de celles-ci, les procédés
techniques propres à déceler le parasite et à faire
un diagnostic pratique.

I. Trichophytie du cuir chevelu.

C'est une maladie de l'enfance : au-dessus de
quinze ans, elle est fort rare ; au-dessus de vingt
ans, nous ne l'avons observée qu'une seule fois.

La description clinique de la teigne tondante
est fort difficile ; ses variétés d'aspect sont très
nombreuses.

Nous indiquerons tout d'abord son aspect le
plus habituel, typique, mais en prévenant bien
que sous *presque toutes* les dermatoses du cuir
chevelu *on peut parfois trouver le trichophyton.*

On a fort rarement l'occasion d'observer la
maladie à son début ; le plus souvent, elle est déjà
en pleine évolution.

En règle, la trichophytie du cuir chevelu est
une affection *à plaques.*

Ces plaques sont presque toujours arrondies,
quelquefois ovalaires.

Leur nombre est très variable, depuis une

plaque unique jusqu'à quinze, vingt et davantage. Elles sont alors de dimensions très inégales : ordinairement on trouve une plaque *prin-
cipale*, la première apparue, la plus ancienne ;
puis autour de cette plaque *maitresse*, ou irrégulièrement disséminées dans la tête, une série
de plaques *satellites* de dimensions décrois-
santes, et quelquefois minuscules.

Les dimensions des plaques varient donc de
quelques millimètres à 5 ou 6 centimètres ; mais
elles peuvent, soit par développement excen-
trique d'une plaque isolée, soit par fusion de
plaques voisines, arriver à couvrir de vastes surfaces, quelquefois même la presque totalité du
cuir chevelu.

Sur toute l'étendue de ces plaques, le derme
est d'une teinte grise, ardoisée, caractéristique :
il est recouvert de fines squames pityriasiques
d'un gris sale.

Mais la lésion la plus remarquable consiste
dans l'altération toute particulière des cheveux
qui recouvrent ces plaques : ils deviennent
ternes, friables et se cassent spontanément à un
ou deux millimètres de leur point d'émergence ;
il ne reste plus alors que de petits tronçons de
cheveux noirâtres, entourés d'une gaîne saillante
blanchâtre et donnant au doigt la sensation d'une
barbe de deux à trois jours.

Il arrive parfois qu'au niveau des plaques le

derme s'épaissit et devient mou, comme infiltré ;
puis, de petits pertuis se forment, par où s'écoule
un liquide visqueux plus ou moins purulent ;
cette variété constitue le *kérion* qui peut aboutir
à une alopécie définitive.

Dans quelques cas, chez certains sujets, chez
les enfants blonds en particulier, il n'existe pas
de plaques et la teigne ne se traduit que par une
apparence squameuse, diffuse et un peu de décoloration des cheveux, il faut alors une recherche des plus attentives pour trouver ça et là
un poil cassé ou quelques cheveux longs, mais
pliés à angle obtus en broussaille et cassant à la
moindre traction.

Enfin la trichophytie du cuir chevelu peut,
dans certains cas rares, ne se traduire que par
les lésions superficielles de l'herpès circiné sans
altérations des poils. Elle ne diffère alors en rien
de la trichophytie cutanée que nous étudierons
plus loin.

L'évolution de la teigne tondante est des plus
variables, parfois lente, torpide, parfois au contraire extrêmement rapide, avec des temps d'arrêt, des alternatives d'amélioration et d'aggravation. Abandonnée à elle-même, elle guérit
spontanément, à la longue, sans cicatrices ni
alopécie, sauf dans les cas de kérion que nous
avons signalés.

DIAGNOSTIC. — Le diagnostic de la teigne

tondante est très facile quand la maladie présente les caractères typiques que nous avons énumérés.

En outre, une tête d'enfant présentant des lésions ne peutêtre, *d'une façon certaine*, déclarée indemne de trichophyton qu'après un examen histologique minutieux et bien fait.

En d'autres termes, *toute lésion, quelle que soit son apparence*, observée sur la tête d'un enfant, *peut* masquer et recéler le trichophyton. C'est là un principe dont le praticien doit se bien pénétrer.

Il est donc tout à fait inutile d'énumérer les caractères propres à faire distinguer la trichophytie du cuir chevelu de telle ou telle lésion de la tête, eczéma, psoriasis, impétigo, etc., etc. ; mais, par contre, il est absolument nécessaire de savoir pratiquer l'examen histologique du cheveu suspect, examen qui, d'ailleurs, est d'une élémentaire simplicité.

Voici ce qu'il convient de faire en présence de toute tête malade :

Si les cheveux sont longs, les faire couper ras *aux ciseaux*.

S'il y a des croûtes, les faire tomber à l'aide de cataplasmes de fécule de pomme de terre, souples et moelleux ou d'onctions douces et prolongées d'huile d'olive.

Ceci fait, et la situation mise au clair, examiner attentivement, à la loupe, si l'on se défie de ses yeux, les surfaces malades ou supposées telles ; enlever à la pince quelques poils paraissant altérés (cassés, engaînés, hypertrophiés, atrophiés, tordus, courbés, etc.) ; en enlever de *sains*, s'il ne s'en présente pas d'altérés en apparence et les traiter selon le mode ci-dessous.

Technique histologique. — Les poils seront placés sur une lame de verre au milieu de quelques gouttes de solution de potasse à 5o %.

On les y laissera séjourner un temps variable, dix à vingt minutes en moyenne ; davantage encore s'ils sont épais et bruns, auquel cas il pourra être utile de porter quelques instants la lame de verre au-dessus de la flamme d'une lampe à alcool.

Cela fait, on recouvrira la préparation d'une lamelle et on exercera sur celle-ci une pression douce destinée à accélérer et à accentuer la dissociation des poils.

Il ne restera plus alors qu'à étudier la préparation.

On examinera d'abord l'ensemble de celle-ci à un grossissement *très faible* permettant de voir les tronçons des poils dans toute leur étendue.

Puis on fixera à l'aide d'un objectif plus puissant (3oo à 4oo D.) ceux qui n'apparaîtront pas *clairs* et *nets* et, si l'on a porté la pince sur des poils malades, voici ce que l'on constatera :

On verra tout d'abord que l'extrémité brisée des poils offre une apparence pénicillée toute spéciale (cassure en balai).

On remarquera, en outre, que le corps même du poil est plus ou moins rempli de petits corps arrondis, réfringents, de spores en un mot, dont nous avons indiqué les dimensions variables en faisant la description du parasite.

Rappelons que, dans les cas de trichophytie à petites spores (3 à 4 μ), les agglomérations de celles-ci disposées sans ordre, et non contenues dans un mycélium visible, remplissent le cheveu et même débordent son enveloppe pour lui former une sorte de gaîne externe.

Dans les cas de trichophytie à grosses spores (7 à 8 μ) au contraire, les spores sont disposées en files régulières dans autant de rameaux mycéliens visibles et qui sont tous inclus dans le cheveu malade sans lui former de gaîne externe (Sabouraud).

Nous donnerons en son lieu et place la description du cheveu favique et du cheveu peladique.

Traitement

Le traitement comporte deux sortes d'indications d'une égale importance dans le cas particulier.

1° Indications prophylactiques.

2º Indications thérapeutiques.

PROPHYLAXIE. — « Toute la prophylaxie de cette affection, dit L. Brocq, est comprise dans ce seul mot : *isolement rigoureux* ».

Le teigneux ne doit se servir que d'objets de toilette (brosses, peignes, etc.) *affectés à lui seul*.

S'il est impossible de l'exclure d'une façon absolue de la compagnie des autres enfants, il doit avoir la tête constamment et soigneusement couverte.

Lorsque le teigneux est élevé ou même seulement instruit dans une maison d'éducation, il ne devra être admis à partager de nouveau l'existence commune que s'il est muni d'un certificat de médecin témoignant de sa complète guérison.

Le médecin assume, dans ces circonstances, une assez lourde responsabilité et il ne devra délivrer le certificat de guérison qu'après s'être assuré que les cheveux ne contiennent plus de spores et que, d'une façon générale, le cuir chevelu a repris sa coloration et son apparence normales.

MOYENS CURATIFS. — Les méthodes qui ont été employées dans le traitement de la teigne tondante sont innombrables et, ainsi que le fait observer justement L. Brocq, cette abondance même des procédés ne fait que traduire la pénurie de la thérapeutique de cette affection.

Aussi, sans nous laisser aller à faire une énumération inutile, nous bornerons-nous à décrire complètement le type de traitement qui nous paraît le plus rationnel et qui, avec de légères divergences dans les détails, est employé le plus couramment aujourd'hui par les dermatologistes de notre pays.

Le traitement de la teigne tondante peut se décomposer en trois temps principaux.

Premier temps : Nettoyage de toute la tête et délimitation exacte des régions envahies.

Deuxième temps : Déblayage et traitement antiseptique des plaques.

Troisième temps : Obturation aussi complète que possible de ces mêmes plaques.

Étudions chacun de ces temps en détail :

Premier temps. — Les cheveux doivent être coupés ras, aux ciseaux, non à la tondeuse ; ils ne seront pas non plus rasés ; on évitera ainsi les auto-inoculations faites par le rasoir et les transmissions secondaires au patient ou aux sujets sains par la tondeuse qui est un des agents de propagation les plus actifs de la trichophytie, de la pelade, etc. (E. Besnier).

On savonnera ensuite le cuir chevelu avec de l'eau chaude et un savon ordinaire, ou mieux un savon au goudron et au naphtol.

Enfin lorsque la tête est bien propre, on sépare sur toute la tête les parties saines des surfaces malades par une zone d'épilation d'une largeur de 6 à 8 millimètres au moins. C'est là ce que M. E. Besnier appelle la *zone de protection et de surveillance* ; *de protection*, parce qu'en supprimant les cheveux malades de la périphérie des plaques, on fait en quelque sorte la part du feu et on empêche l'extension des foyers ; *de surveillance*, parce que le médecin peut se rendre compte d'une façon précise de l'étendue du mal et des progrès qu'il peut faire.

L'épilation repoussée par un certain nombre d'auteurs qui ont vainement cherché à la remplacer par d'autres procédés, est vivement recommandée par E. Besnier et par L. Brocq.

Deuxième temps. — Ce temps de l'opération consiste à *déblayer* les plaques trychophytiques, à les débarrasser des squames, des croûtelles et surtout des cheveux malades et cassés.

Ces cheveux ne pourraient être enlevés à la pince à épiler, ils sont trop friables et se brisent à la moindre traction. Aussi M. Quinquaud a-t-il fait faire un progrès au traitement de la teigne tondante en imaginant, pour nettoyer les plaques, une sorte de râclette, assez large, ayant à peu près la forme d'un rateau sans dents et tranchant. Tandis que M. Quinquand procède à un raclage assez énergique des plaques, mettant le derme à nu, M, E. Besnier préfère agir avec plus de douceur et recommande d'exécuter ce râclage sans effusion de sang. Dans ce but, il étale sur les plaques, avant de les gratter, une couche de vaseline antiseptique.

Il faut éviter, autant que possible, d'étaler les produits du râclage sur les parties saines.

Si l'on veut faire tout le nécessaire, il faut, après avoir essuyé la plaque avec du coton stérilisé, s'assurer à l'aide de la loupe que tous les *infundibula* sont débarrassés des produits parasitaires, et enlever avec une curette à lupus tous les poils trichophytiques qui persistent dans la zone de surveillance (E. Besnier). Enfin on termine ce deuxième temps en lavant la plaque et sa zone de surveillance avec le liquide suivant :

```
Alcool à 90º . . . . . . .   100 grammes
Acide borique. . . . . .      1      //
Chloroforme . . . . . .       5      //
```

puis en les lotionnant avec une boulette de coton stérilisé imprégné de liqueur de Van Swieten acidifiée selon la formule :

```
Liqueur de Van Swieten. . .   100 grammes
Acide acétique cristallisant .    1   //
```

Troisième temps. — Il consiste dans l'obturation, aussi exacte que possible, des plaques trichophytiques.

Le Dr E. Besnier conseille d'employer à cet usage des rondelles de taffetas de Vigo acétique.

> Onguent de Vigo . . .   100 grammes
> Acide acétique   1   //

En employant cette méthode d'une façon correcte et régulière, en renouvelant suivant les besoins l'épilation et les grattages et en faisant chaque jour le lavage antiseptique des plaques, il ne faut pas plus de deux ou trois mois pour obtenir la guérison.

Le kérion et la phase purement érythémateuse de la trichophytie du cuir chevelu réclament le même traitement que le sycosis parasitaire pour l'un et que la trichophytie des parties glabres pour l'autre; aussi renvoyons-nous au traitement de chacune de ces formes.

Enfin il ne faut pas négliger le traitement général dans la trichophytie et il ne sera pas inutile d'ordonner, suivant les cas, l'huile de foie de morue, le sirop d'iodure de fer, l'arsenic ; *le séjour à la campagne ou au bord de la mer.*

Nous avons insisté tout particulièrement sur la trichophytie du cuir chevelu parce que c'est la forme la plus fréquente et la plus difficile à traiter; nous serons beaucoup plus bref sur les autres localisations de la maladie.

II. Trichophytie de la barbe ou sycosis parasitaire.

C'est Bazin qui a, le premier, dans ses *Leçons de Seméiotique cutanée* établi, les relations d'une espèce particulière de sycosis avec le trichophyton. Après avoir été contestée en France et à l'étranger, la *trichophytie sycosique vraie* est admise sans contestation aujourd'hui.

Mais c'est par un abus de langage qu'on donne le nom de sycosis à toute manifestation trichophytique observée dans les surfaces occupées chez l'homme par la barbe ; ce terme convient seulement aux cas dans lesquels le trichophyton a déterminé une *folliculite pilaire* qui, *seule*, constitue le sycosis (E. Besnier).

D'autre part, dans toutes les régions où elle se manifeste (cuir chevelu, aisselle, pubis), la trichophytie peut être ou non sycosique, c'est-à-dire *folliculitique*.

La forme dite *kerion* de la teigne tondante n'est pas autre chose.

ÉTIOLOGIE. — Le sycosis trichophytique est la trichophytie pileuse de l'adulte, par opposition à la teigne tondante qui est la trichophytie pileuse de l'enfant (L. Brocq).

Outre la transmission directe d'un sujet à un autre comme dans la teigne tondante, il faut encore et surtout incriminer dans le sycosis parasitaire la contamination par le blaireau, le rasoir ou le peigne du coiffeur.

SYMPTÔMES. — Ils varient essentiellement suivant les différentes phases de la maladie.

Dans une première phase, les lésions sont exclusivement épidermiques et peuvent demeurer telles pendant un temps plus ou moins long.

Le malade éprouve des démangeaisons et on ne constate chez lui que de l'érythème parfois nettement circonscrit sous la forme d'une plaque d'herpès circiné ; il peut se produire également une desquamation blanche, assez abondante, que l'on a désignée sous le nom de *pityriasis alba parasitaire*. Jusque-là les poils sont indemnes.

Dans une seconde phase, les poils et le derme sont atteints.

Les poils deviennent secs, ternes, cassants, engaînés de squames blanchâtres ; ils sont notablement moins nombreux et plus disséminés dans le sycosis trichophytique que dans la trichophytie du cuir chevelu.

Le derme présente des aspects divers : ou bien il devient rouge, érythémateux ; ou bien il devient rugueux, chagriné et se tuméfie légèrement ; il peut enfin, dans certains cas assez rares, conserver sa souplesse et son épaisseur normales, de telle sorte que la trichophytie de la barbe forme des plaques identiques d'aspect à celles de la trichophytie du cuir chevelu (Brocq).

Enfin, dans une troisième phase, dite période sycosique, le follicule suppure et les petits abcès circumpilaires peuvent, en se confondant, constituer de véritables collections, d'où les expressions de sycosis *tuberculeux* et même *phlegmoneux*.

Nous l'avous dit déjà, cette dernière période, ou *phase folliculitique* du sycosis n'est pas fatale, elle peut faire défaut ; elle paraît être toujours secondaire aux manifestations superficielles de la trichophytie de la barbe et les cas où elle aurait apparu d'emblée sont assez rares, pour qu'un observateur tel que E. Besnier n'en ait jamais rencontré dans sa longue pratique.

Le sycosis parasitaire a toujours une longue durée ; abandonné à lui-même, il peut guérir spontanément, mais, dans ce cas, la disparition du parasite n'est due le plus souvent qu'à l'élimination du poil malade devenu corps étranger et à la destruction de la papille pileuse par la suppuration ; il en résulte alors une alopécie définitive qui peut s'accompagner de difformités cicatricielles.

Parfois la papille pileuse est incomplètement détruite et donne naissance à un poil malade, grêle et décoloré qu'il est préférable de supprimer le plus tôt possible.

DIAGNOSTIC. — Dans les cas où la trichophytie de la barbe est simplement superficielle et ne se traduit que par l'érythème, circiné ou diffus, le pityriasis alba, etc., le diagnostic ne diffère pas de celui de la teigne tondante.

Il n'en est pas de même lorsque la folliculite a fait son apparition. Comme aspect, la folliculite trichophytique diffère des autres folliculites par l'*irrégularité* très marquée des nodosités inflammatoires qu'elle détermine. Dans les autres folliculites, les pustules sont plus petites, plus uniformes ; les poils sont en général plus adhérents, moins altérés.

Mais il faut toujours s'en rapporter en dernier ressort à l'examen microscopique des poils ; et ici des règles s'imposent :

Il faut bien savoir que *le trichophyton n'existe plus dans les poils dont les follicules ont suppuré.*

Ce n'est donc pas au niveau des régions où existe la folliculite qu'il faut chercher ; c'est, ainsi que le recommande E. Besnier, *autour et alentour*. Si les poils cassés sont trop friables pour être recueillis avec la pince, il sera facile d'en faire une récolte suffisante avec la curette à lupus, la peau et la curette ayant été préalablement imprégnées de glycérine.

Les poils trichophytiques de la barbe seront traités et examinés de la même façon que les cheveux dans la teigne tondante (voir p. 116).

Traitement

Il varie avec les périodes du sycosis.

Lorsqu'il n'existe que des anneaux érythéma-teux le traitement est aisé : il faut *interdire ab-solument la rasure* ; les poils seront coupés ras sur la peau *avec des ciseaux fins, courbes, à pointes mousses.*

Les anneaux érythémateux seront frictionnés énergiquement avec la teinture d'iode suivant le procédé que nous indiquerons en exposant le traitement de la trichophytie des parties glabres (voir p. 133).

S'il existe des poils malades, il est nécessaire de circonscrire tous les foyers trichophytiques et d'appliquer *à chacun d'eux*, ne fussent-ils constitués que par un poil unique (E. Besnier), le traitement de la trichophytie du cuir chevelu ; rugination, désinfection, lotions antiseptiques (voir p. 119).

Nous arrivons au traitement de la trichophytie folliculitique, du sycosis vrai. C'est de beaucoup le plus difficile.

E. Besnier conseille de traiter d'abord la lésion comme une affection à staphylocoques. On fera donc faire trois ou quatre fois dans les vingt-quatre heures des pulvérisations de cinq à vingt minutes de durée soit avec de l'eau phéniquée

(1 à 5 $^o/_{oo}$) soit avec de l'eau mercurialisée (de 0,25 à 2 $^o/_{oo}$).

Ces pulvérisations seront suivies d'un lavage à l'alcool boriqué ou salolé.

Enfin un pansement sera appliqué. Voici celui auquel le médecin de Saint-Louis donne la préférence surtout dans les cas où l'irritation est très vive : la région sycosique est enveloppée avec des compresses de *lint* boriqué, imbibées d'eau stérilisée, recouverte de taffetas imperméable, d'une couche de coton purifié, et d'une bande faisant un pansement hermétique.

Quand la période phlegmasique aiguë est terminée, il suffit de faire des pansements avec les emplâtres, l'emplâtre de Vigo par exemple.

Les scarifications, employées avec modération par L. Brocq contre les indurations rebelles sont proscrites d'une façon absolue par Unna (de Hambourg) qui craint de favoriser par cette pratique la réinoculation du parasite.

III. Trichophytie des parties glabres.

La trichophytie des parties glabres doit être distinguée, ainsi que le fait remarquer E. Besnier, suivant qu'elle occupe la peau vague ou qu'elle se cantonne dans les grands plis de contact, constituant alors la variété trichophytique de l'*eczéma marginé*.

La trichophytie des parties glabres s'observe à
la fois chez l'enfant et chez l'adulte ; elle peut
compliquer, chez le premier, la trichophytie du
cuir chevelu constituant, dans ce cas, la trichophytie accessoire des teigneux.

Nous décrirons la forme classique, la plus typique et la plus fréquente, nous réservant d'être
très bref sur les formes plus rarement observées.

1° *Forme typique de la trichophytie des parties glabres*. — Elle débute par une petite tache
rosée, squameuse qui s'étend excentriquement et
progressivement en conservant toujours la forme
du cercle parfait.

Au bout de quinze jours en moyenne le cercle
trichophytique mesurant 5 centimètres de diamètre environ présente ses caractères pathognomoniques. Son centre, jaunâtre, paraît légèrement déprimé ; la périphérie ou *zone d'activité*
est constituée par une série de petites élevures
rouges, *cohérentes*, recouvertes de fines squames
furfuracées et formant une *bande rouge de 2 ou
3 millimètres de large*, à bordure externe bien
nette, à limites internes moins précises.

Ce cercle trichophytique s'élargit plus ou
moins rapidement et peut atteindre d'énormes
dimensions.

Mais alors la lésion ne présente plus aucune
régularité et décrit des circinations d'apparences
fort diverses.

La trichophytie des parties glabres, dans sa forme la plus ordinaire évolue ainsi avec une certaine rapidité ; elle guérit très vite sous l'influence de la médication que nous indiquons au chapitre *Traitement* ; elle guérit spontanément à la longue comme toute manifestation trichophytique.

2°. — A côté de cette forme habituelle, classique pour ainsi dire, il en est un certain nombre d'autres, moins fréquentes et qui sont reliées à des conditions multiples : *origine du parasite* (animale, humaine); *âge des sujets* ; *région anatomo-topographique ; climats*, etc.

E. Besnier énumère ainsi les variétés les plus communes :

a) La trichophytie auto-inoculée des teigneux, c'est celle qui complique la teigne tondante chez les enfants imparfaitement soignés.

b) La trichophytie multiforme commune, celle que nous avons décrite comme type et dans laquelle rentre la variété dysidrosiforme sur laquelle nous reviendrons au chapitre *Diagnostic*.

c) La trichophytie érythémato-vésiculeuse, circinée, éruptive, aiguë, disséminée, généralisée, qui paraît provenir le plus souvent d'une inoculation en masse par des linges ou des pièces de vêtements contaminés.

d) La trichophytie à anneaux cohérents, à

cercles géants, festonnée, marginée, serpigineuse, exotique. Cette forme est très rare dans nos climats.

e) L'herpès tonsurant desquamatif. Teigne imbriquée de Manson, exceptionnelle également en dehors des régions tropicales.

3° *Variété trichophytique de l'eczéma marginé*. — Cette variété s'observe surtout dans les pays chauds, les saisons chaudes et aussi dans les pays tempérés et froids, chez les sujets qui portent des vêtements de laine en contact avec la peau ; chez les arthritiques, les obèses, et chez ceux qui négligent ou ignorent les soins et les ablutions de la toilette du corps (E. Besnier).

L'intertrigo parasitaire marginé qui cède rapidement à un traitement approprié, surtout s'il n'est pas très ancien, résulte donc, le médecin devra s'en souvenir, d'une infraction habituelle aux lois de l'hygiène de la toilette et du vêtement.

Diagnostic. — La forme typique, surtout dans les premiers temps de son évolution, se reconnaît aisément ; il serait superflu d'insister sur le diagnostic différentiel de la trichophytie des parties glabres et les différentes dermatoses qui peuvent se traduire par des efflorescences d'aspect circiné (syphilis, psoriasis circiné, eczéma séborrhéique, etc.). Il faut tenir grand compte de l'évolution de la maladie et des renseignements fournis par les malades. On se souviendra que la trichophytie des parties glabres a une évolution rapide.

Enfin l'examen microscopique devra toujours être fait, bien qu'il soit moins facile à pratiquer que dans la trichophytie des parties velues.

On ràclera avec soin la périphérie des plaques en essayant d'entraîner quelques follets. Le produit du ràclage sera dégraissé dans l'éther, puis coloré avec une goutte d'éosine à l'alcool et enfin examiné dans la potasse.

Il sera le plus souvent nécessaire de multiplier les préparations pour arriver à découvrir le parasite. On n'oubliera pas que dans la trichophytie cutanée c'est le mycélium qui domine.

L'examen microscopique permettra seul d'éviter une erreur de diagnostic dans les cas difficiles. C'est ainsi qu'il sera pour ainsi dire indispensable, dans certaines formes irritatives s'accompagnant d'infiltration des téguments, de pustules surtout localisées à la périphérie et qu'il est fort difficile de distinguer objectivement de l'affeçtion à laquelle on a donné le nom de folliculites agminées ou conglomérées en placards (L. Brocq) (¹).

(¹) Au reste, d'après Sabouraud, il s'agirait dans le type étudié par MM. Leloir et Duclaux, sous le nom de folliculites agminées non trichophytiques, d'une trichophytie à grosses spores spéciale, d'origine équine,

Récemment M. Djelal-ed-Din Moukhtar (de Constantinople) a montré combien certains cas de trichophytie des régions à épiderme corné, épais (plante du pied, paume de la main) sont objectivement d'un diagnostic difficile ; l'examen microscopique empêchera de les confondre soit avec la dysidrose, soit avec la syphilis palmaire, soit même avec le pemphigus.

Traitement

Il est de la plus élémentaire simplicité. Il consiste à déterminer au niveau de la zone d'activité de la plaque trichophytique une élimination de la couche cornée superficielle. *L'agent de choix,* à employer dans ce but, est la *teinture d'iode.* Voici comment on procède : on badigeonne largement la surface malade en empiétant d'une façon notable sur la peau saine ; puis, à l'aide du manche de bois d'un pinceau de charpie, on frictionne *rudement* la surface trichophytique jusqu'à ce que la zone périphérique en germination ait pris une *teinte marron noir* beaucoup plus accentuée que celle de la peau avoisinante également frictionnée (E. Besnier).

Quand l'opération est soigneusemement faite, une séance suffit. Les pommades ou emplâtres mercuriels qu'on est obligé d'employer lorsque les malades redoutent la teinture d'iode ne donnent des résultats ni aussi complets, ni aussi rapides.

Nous avons vu que la trichophytie des plis de contact réclame surtout un traitement prophylactique et des soins hygiéniques.

IV. Onychomicose trichophytique.

Cette affection, bien étudiée par Celso Pellizzari qui a pu en relever une vingtaine de cas, est d'une assez grande rareté ; elle succède habituellement à la trichophytie du dos de la main et encore faut-il, pour que l'ongle soit envahi par le trichophytose, soit un état pathologique préalable, eczéma, sporiasis, etc., soit un traumatisme qui réalise un réceptacle adventice ou quelque autre condition inconnue encore (E. Besnier).

Voici en quelques mots les lésions qu'on observe : l'ongle change de couleur, présente des points séparés ou des lignes suivant la striation normale de l'ongle et qui ont une teinte blanchâtre, mate. Bientôt on constate des inégalités à la surface de l'ongle qui commence à augmenter de volume ; le bord malade se soulève, tandis que la partie saine garde sa convexité normale.

La transparence de l'ongle persiste longtemps, parce que la lame superficielle est la dernière attaquée, mais celle-ci devient elle-même opa-

que, se fendille, se rompt et finalement tombe
en entier.

La recherche du parasite est assez difficile
dans l'onychomycose trichophytique et le *diagnostic* se fonde le plus souvent sur la coexis-
tence d'une trichophytie pilaire ou cutanée.

Le *traitement* consiste en ruginations, en
grattages après macération de la substance cornée par le savon de potasse. L'avulsion chirurgicale serait le moyen radical et immédiat de
guérison.

II. FAVUS

La dénomination de *favus* (rayon de miel)
était employée par Celse et les auteurs qui l'ont
suivi pour désigner indistinctement toutes les
affections du cuir chevelu dans lesquelles il se
forme une exsudation plus ou moins compara-
ble au miel (E. Besnier. Ce n'est que depuis
Alibert qu'elle a acquis sa signification actuelle
et aujourd'hui elle n'est plus appliquée qu'à une
seule affection parasitaire bien définie, celle que
nous allons étudier.

L'étude véritable de la teigne faveuse date de
ce siècle.

En 1829, Mahon jeune reconnaît que les favi
ne sont pas, ainsi qu'on le croyait jusqu'alors,

des pustules desséchées et que la maladie est contagieuse.

Dix ans plus tard, Schönlein (de Berlin) montre que le favus est un parasite végétal et en figure les éléments constitutifs.

Depuis lors, de nombreux travaux se succèdent sans interruption, parmi lesquels il faut signaler ceux de Remak, de Malmsten, de Robin, de Lebert, de Bazin, de Hebra, de Kaposi, de de Bary, de Bodin etc.

Étiologie. — On donne le nom de *favus* à l'ensemble des lésions cutanées produites par un champignon parasite de l'homme et des animaux, découvert par Schönlein en 1839 et désigné par Remak sous le nom d'*achorion de Schönlein*.

Le favus peut attaquer des sujets de tout âge, mais il est incomparablement plus fréquent chez les enfants. La misère physiologique, le défaut d'hygiène favorisent certainement son évolution.

Le favus se transmet des animaux à l'homme, de l'homme aux animaux et de l'homme à l'homme.

Des animaux à l'homme, la source la plus habituelle est, primitivement, le rat ou la souris et plus immédiatement, le chat, le chien ratier, plus rarement le lapin et les oiseaux de basse-cour (E. Besnier).

Description du parasite. — Comme le trichophyton, l'achorion de Schönlein est constitué par un mycélium et par des spores ou gonidies. Le mycélium se compose de tubes flexueux, très ramifiés et présentant des étranglements régulièrement distribués, correspondant aux cloisonnements de leurs cavités. En combinant les procédés de coloration par l'éosine et le violet de méthylaniline, on voit nettement le contour des tubes mycéliens et les spores qu'ils contiennent. Celles-ci se présentent sous l'aspect de petits corpuscules de trois à dix µ de diamètre et affectant les formes les plus diverses ; les uns sont régulièrement arrondis, les autres sont ovalaires, d'autres enfin piriformes ; ces spores seraient nucléées. Elles peuvent se présenter isolées, mais elles sont le plus souvent réunies en chaînes de plusieurs éléments.

L'achorion se cultive assez facilement sur les différents milieux albuminoïdes employés dans les laboratoires.

Contrairement à ce qu'avait dit Grawitz, les cultures de l'achorion sont faciles à distinguer de celles du trichophyton et Verujski a montré que la confusion n'est possible que lorsqu'on examine les cultures pauvres de ces deux parasites (formes de souffrance).

Les cultures de l'achorion exhalent, en outre, une odeur caractéristique dont nous reparlerons dans la description clinique.

On n'a pas, jusqu'à présent, décrit, à l'achorion comme au trichophyton, de variétés morphologiques multiples. Quincke a tenté cependant d'établir deux variétés bien distinctes de champignons faviques : le champignon favique γ qui se localiserait au cuir chevelu et le champignon favique α qui s'attaquerait de préférence aux parties glabres.

A. Elsenberg aurait également rencontré deux variétés d'achorion tout à fait identiques comme structure microscopique et ne différant entre elles que par certaines particularités de culture, d'ailleurs très caractéristiques, sur la pomme de terre et sur l'agar. Enfin Unna et Neebe, Sabrazès, Bodin, admettent la pluralité des favi, sans être du reste en parfait accord sur les caractères de chaque espèce (¹).

L'achorion peut attaquer :

1° Le cuir chevelu, favus du cuir chevelu, teigne faveuse ;

2° Les régions pilaires autres que le cuir chevelu ;

3° Les régions glabres, favus des parties glabres ;

4° Les ongles, favus des ongles, onychomycose favique ;

(¹) M. SABRAZÈS. — *Ann. de dermat.* 1893, p. 340 et BODIN. — *Ibid.* p. 415.

5° Enfin l'existence d'un favus viscéral ne serait pas impossible. Kundrat aurait trouvé à l'autopsie d'un homme ayant succombé au cours d'une éruption favique généralisée, des lésions de l'œsophage et de l'estomac vraisemblablement de nature favique.

D'autre part, MM. Dubreuilh et Sabrazès ont indiqué la possibilité de produire par la voie sanguine et par la voie péritonéale des *pseudo-tuberculoses faviques viscérales* : nous ne faisons que mentionner ce point encore trop peu connu de l'histoire du favus.

I. Favus du cuir chevelu.

C'est la localisation la plus commune de l'achorion ; son étude attentive nous permettra de suivre dans sa complète évolution l'élément primordial et caractéristique de la maladie : *le godet favique.*

Nous verrons que les différentes formes du favus ne sont que des variétés dans la manière d'être et dans le mode de groupement de cet élément primitif.

La première manifestation qui annonce la présence du favus sur le cuir chevelu, c'est l'érythème péripilaire, *teigne rouge* ; cet érythème n'est pas seulement un phénomène de début, il persistera jusqu'au moment où, du fait de la destruction presque complète de l'appareil pilaire, le parasite disparaîtra faute d'aliment (E. Besnier).

Une légère desquamation accompagne, en général, cet érythème à son début.

Dès la fin de la première semaine, ou de la seconde, on peut apercevoir, au centre, des taches érythémateuses de petites masses jaunâtres, punctiformes, sous-épidermiques et centrées par un poil.

Ces petits éléments s'élargissent et atteignent en quelques semaines les dimensions d'une lentille. Ils constituent alors des disques de couleur jaune soufre, à centre légèrement déprimé et traversé par un poil.

La lésion est alors à sa période d'état. Les poils environnés par les masses faviques s'altèrent à leur tour. Nous allons donc étudier successivement les caractères macroscopiques et microscopiques : 1° des godets ; 2° des poils malades.

1° *Godets faviques*. — Si l'on brise circulairement, à l'aide d'une aiguille, la couche épidermique qui recouvre le godet favique, il est facile de soulever la masse parasitaire, ou *scutulum*, et même en prenant quelques précautions, de la faire glisser le long du poil autour duquel elle s'est développée. On peut voir alors qu'à l'inverse de la face supérieure du disque qui est concave, la face inférieure est plus ou moins convexe. De plus, comme le godet s'est développé progressivement par sa périphérie, il apparaît composé de couches concentriques qui forment des séries de reliefs circulaires rappelant l'aspect des nids d'hirondelles (L. Brocq).

Le godet peut atteindre des dimensions assez considérables, jusqu'à un centimètre et plus de diamètre.

Sa coloration blanchâtre au centre (couches anciennes) est d'un jaune vif à la périphérie (couches récentes).

A la place de la masse favique qu'on vient de soulever, le derme présente une dépression cupuliforme, rougeâtre, un peu humide. Quand la lésion n'est pas trop ancienne, cette dépression s'efface rapidement. Plus tard, au-dessous des masses faviques, le derme apparaît rouge foncé, violacé, irrégulier d'aspect, parfois ulcéré à la suite de grattages, offrant, en un mot, tous les caractères d'une inflammation chronique et profonde.

L'étude microscopique démontre que le développement du godet s'accompagne d'un certain degré d'inflammation qui se traduit par la production de globules blancs autour du poil et à la périphérie de la masse favique.

Les préparations faites avec la matière favique,

contiennent surtout des spores et aussi des tubes, le plus souvent désagrégés.

2° *Poils faviques.* — Les cheveux ont perdu leur brillant, ils sont ternes, de couleur grisâtre. Leur adhérence est notablement diminuée et on peut les arracher par touffes ; mais lorsque les lésions dont ils deviennent le siège les ont pour ainsi dire cadavérisés, leur fragilité devient supérieure à leur défaut d'adhérence et rend l'épilation difficile. Tant que la papille pileuse n'est pas entièrement détruite, les cheveux qui tombent sont remplacés par des poils irréguliers, contournés, frisottants, tout à fait caractéristiques.

Au début de l'envahissement du poil, lorsqu'il est facile de l'arracher en entier, on peut voir que sa gaîne est gonflée et a pris un aspect œdémateux, comme succulent.

Pour faire l'examen microscopique des poils faviques, il faut employer le même procédé que celui que nous avons décrit à propos de l'étude des poils trichophytiques, et qui permet, par sa simplicité, de faire un diagnostic immédiat et pratique (p. 125).

Lorsque la préparation est faite, on voit que le poil est occupé dans toute sa longueur par des sporules qui apparaissent sous forme de traînées brillantes ; les sporules sont plus abondantes dans les couches externes du poil qu'à son centre, où on les retrouve cependant d'une façon à peu près constante quand la préparation a été bien faite.

Le champignon est plus constant et plus abondant dans la racine du poil que dans sa portion libre ; c'est ce qui a fait supposer à Hoffmann, que le parasite provenait toujours de la partie profonde et qu'il ne traversait pas la cuticule entière du poil pour pénétrer dans son épaisseur.

Symptômes. — Nous connaissons les éléments essentiels du favus des parties velues, le godet favique et le poil favique. Groupons maintenant ces éléments et donnons un *aperçu clinique* rapide d'un cuir chevelu envahi par l'achorion de Schönein.

Les éléments ne sont pas, dans le favus, nettement délimités sous forme de plaques assez régulièrement arrondies comme dans la trichophytie du cuir chevelu ; ce sont plutôt des agglomérations d'amas parasitaires qui, le plus souvent, sont composé d'éléments d'âge et d'aspect différents. C'est ainsi que, à côté de godets faviques en voie de formation et constitués par une simple tache jaunâtre péripilaire, on rencontre des godets bien constitués, ombiliqués, centrés par un poil plus ou moins altéré ; plus loin et surtout au centre de l'agglomération favique le surtout corné des godets a éclaté, laissant échapper la matière favique ; celle-ci n'étant plus contenue dans son enveloppe trop étroite, a surgi, formant des monceaux irréguliers de couleur jaunâtre, mais qui bientôt se décolorent et prennent un aspect *plâtreux*. Les régions envahies sont couvertes de cheveux plus ou moins altérés, ternes, gris de souris ou rougeâtres. La tête envahie par le favus exhale une odeur spéciale dont nous avons déjà dit un mot en parlant des cultures de l'achorion sur les milieux nutritifs. Cette odeur est caractéristique et tout le monde la connaît sous le nom d'*odeur de souris*. Cette odeur constitue un élément de diagnostic qui n'est pas à dédaigner lorsqu'on se trouve en présence de formes atypiques.

ÉVOLUTION, MARCHE, DURÉE. — Abandonné à lui-même, le favus se termine par l'élimination de l'appareil pilaire et l'alopécie définitive, irrémédiable.

Sa marche est progressive, envahissante et cependant certaines régions sont, sur le même individu, absolument réfractaires, ne cultivant pas, bien qu'elles soient exposées aux poussières faviques pendant des années. Il y a là de singulières conditions d'immunité, non seulement suivant les individus, mais encore suivant les régions chez un même individu.

La durée du favus est, pour ainsi dire, indéfinie quand les malades ne sont pas soumis à un traitement régulier et énergique. Il est rare que, malgré le traitement, le favus ne laisse pas de traces sous forme de plaques alopéciques extrêmement irrégulières et toujours reconnaissables.

COMPLICATIONS. — Le favus s'accompagne assez fréquemment, surtout chez les sujets non soumis au traitement approprié, d'inflammations de voisinage et en particulier d'adénopathies.

FORMES DU FAVUS DES PARTIES VELUES. — Sur les parties velues, le favus peut revêtir deux formes principales :

1° *Favus typique complet en godets.* — Il comprend :

a) Le *favus urcéolaire disséminé ou cohérent, confluent,* suivant que les godets restent épars, ou qu'ils sont réunis en groupes plus ou moins pressés, mais dans lesquels ils sont toujours nettement distincts.

b) Le *favus en disques, nummulaire, teigne aux petits écus,* dans laquelle la coalescence rapide des godets par leur bord externe constitue des disques plus ou moins réguliers.

c) Le *favus irrégulier, favus squarrheux.* Cette variété est primitive ou résulte de la déformation des précédentes ; l'évolution favique y est irrégulière, les surfaces envahies sont allongées, inégales.

2° *Favus atypique, favus sans favi.* — Dans cette forme, dont les variétés, dit E. Besnier, sont illimitées en nombre et en caractères, le godet proprement dit *peut n'avoir existé à aucune période*, ou avoir disparu, ou bien être absolument fruste et rudimentaire. Dans ce cas, le cuir chevelu peut être uniformément occupé par les lésions les plus variées, simulant tantôt une séborrhée pityriasique, tantôt un eczéma séborrhéique vulgaire, d'autres fois enfin, un impétigo melliforme ou granulé. On voit donc que la connaissance de ces formes est de première importance au point de vue du diagnostic.

DIAGNOSTIC. — Nous répéterons au sujet du favus ce que nous avons dit au sujet de la trichophytie, à savoir : que toutes les lésions du cuir chevelu peuvent, surtout chez un sujet jeune, représenter le favus ou le masquer. Il est donc nécessaire tout d'abord de *voir clair* sur une tête suspecte, de déblayer le terrain, de rechercher l'élément caractéristique *et de faire, dans tous les cas, l'examen des poils suspects.* Le développement que nous avons donné au chapitre *Diagnostic*, dans notre étude de la trichophytie, nous permet de ne pas insister sur le procédé technique à employer dans l'examen des poils faviques ; il ne diffère en rien de celui que nous avons recommandé pour la recherche du trichophyton dans les poils.

Quand le godet, même déformé, existe, le diagnostic du favus est extrêmemement facile ; il est, au contraire, extrêmement épineux lorsque les lésions sont atypiques et que les signes accessoires eux-mêmes et, en particulier, l'odeur spéciale, viennent à faire défaut.

Les diverses affections avec lesquelles le favus, selon ses formes et ses périodes, peut être confondu sont : la *pelade*, le *lupus érythémateux*, les *alopécies cicatricielles*, l'*atrichie congénitale* et les *alopécies trichomaniaques*, la *séborrhée pityriasiforme* ou *psoriasiforme*, le *psoriasis*, l'*eczéma*, l'*impétigo*, la *phtiriase*, etc.

Nous ne saurions nous étendre sur le diagnostic différentiel de chacune de ces affections qui sont ou qui seront traitées dans le cours de cet ouvrage. Mais nous insisterons une fois de plus sur la nécessité de rechercher, en présence d'une lésion du cuir chevelu indéterminée et durant depuis un certain temps, l'élément caractéristique, l'odeur spéciale de favus et au besoin de recourir au *procédé de Neisser* qui permet de déceler, même sous les croûtes d'eczéma, les plus petits foyers faviques ; en humectant les lésions suspectes avec de l'alcool, il se produit une coloration jaune foncé si intense que toujours on peut distinguer les masses de favus des dépôts croûteux, desséchés, ayant la même coloration.

Traitement du favus du cuir chevelu

Le traitement du favus du cuir chevelu comprend deux temps :

1er *Temps*. — Traitement préparatoire. (E. Besnier). Ce premier temps consiste à couper d'aussi près qu'on le peut, *aux ciseaux*, tous les cheveux qui dépassent ou qui débordent les groupes faviques ; puis on couvre toute la tête pendant deux ou trois heures avec un mélange à parties égales de savon mou de potasse et d'axonge et on fait ensuite un grand lavage à l'eau chaude ; on fait enfin, durant la nuit, un enveloppement humide de toute la tête. De cette façon, très rapidement la masse favique peut être désagrégée et facilement détachée.

La tête est alors lavée avec une solution d'acide borique à 25 $^0/_0$; puis, tout ayant été bien abstergé, on applique pendant vingt-quatre ou quarante-huit heures des compresses aseptiques de *lint* boriqué imprégné d'une solution de salicylate de soude à 25 $^0/_0$, additionnée de 10 grammes de bicarbonate de soude et on recouvre avec un bonnet imperméable.

Au bout de très peu de jours, par ce procédé, la tête est absolument déblayée ; on peut alors se rendre un compte exact de l'étendue des lésions et employer avec sûreté le traitement véritablement curatif.

2ᵉ *Temps.* — Traitement mécanique. Traitement topique.

Le premier temps a servi à *avulser* l'énorme masse du parasite sus-épidermique et la presque totalité des éléments mycosiques occupant les infundibula.

Le second temps consistera à extraire, dans la mesure du possible, ce qui reste du favus *interné dans les follicules* par l'avulsion des poils faviques. L'épileur enlèvera d'abord les poils qui recouvrent la plaque et se laissent arracher sans difficulté, puis établira autour des groupes faviques la *zone de surveillance et de protection* dont nous avons déjà parlé à propos de la trichophytie.

Le traitement topique consistera à frictionner tous les soirs la tête entière avec une pommade dans le genre de celle-ci :

Baume du Pérou ou huile de cade ou de bouleau blanc.	2 à 5 grammes
Acide salicylique, ou résorcine. .	1 à 5 grammes
Soufre précipité.	5 à 15 grammes
Lanoline, vaseline, ou axonge . .	30 grammes

(E. Besnier).

Tous les matins, la tête sera lavée à l'eau chaude avec un savon de goudron, de naphtol, etc., puis, quand la tête sera bien essuyée, on fera sur toutes les surfaces faviques circonscrites par les zones épilées, une friction à l'aide d'une boulette de coton imprégnée d'un liniment antiparasitaire tel que :

Alcool à 90°	100 grammes
Acide acétique cristallisant.	0,25 à 1 gramme
Acide borique	2 grammes
Chloroforme	5 grammes

(E. Besnier).

Enfin, le pansement quotidien sera complété par l'application sur toutes les surfaces faviques d'un morceau d'emplâtre de Vigo fin, de la dimension exacte des surfaces faviques cerclées par les zones d'épilation.

II. Favus des régions pilaires autres que le cuir chevelu

Le favus (comme le trichophyton, quoique bien plus rarement) peut occuper les surfaces pourvues de poils, en dehors du cuir chevelu ; la barbe en est le siège le moins rare, soit sur les parties latérales, soit dans la région sous-maxillaire, soit même à la lèvre supérieure. Il est donc essentiel de retenir que le sycosis favique existe à la face et que sa possibilité doit entrer dans les prévisions du diagnostic des lésions sycosiques ou sycosiformes de la barbe (E. Besnier).

Le traitement de cette forme locale du favus ne diffère pas de celui du favus du cuir chevelu.

III. Favus des parties glabres

Sur les parties glabres comme sur le cuir chevelu, on peut constater les formes favique, érythémateuse, érythémato-squameuse. Il est rare que le favus des parties glabres prête à confusion ; presque toujours on trouve, sur quelque point de la plaque, un godet microscopique miliaire. L'examen doit être fait à la loupe.

IV. Onychomycose favique

L'onychomycose favique peut être partielle, sous forme de taches jaune maïs, fissuraires ou érodées, ou généralisée, occupant l'ongle entier, qui devient épais, strié longitudinalement, en *moelle de jonc*. La partie inférieure libre s'écaille, s'exfolie, et avec le temps, la totalité des lames superficielles s'effrite, en même temps que des déformations se produisent, très variées dans le détail (E. Besnier).

Le favus des ongles sera aisément deviné quand le sujet présente en même temps du favus du cuir chevelu ; mais si le favus de la tête est guéri ou s'il n'existe pas, il n'y a pas d'autre moyen de faire la preuve diagnostique que de pratiquer l'examen histologique.

Le traitement de l'onychomycose favique ne

diffère en rien de celui de la trichophytie des ongles (voir p. 145).

III. PELADE

DÉFINITION. — Le terme de pelade était employé par les anciens auteurs, par Astruc en particulier, pour désigner l'alopécie syphilitique généralisée. A la fin du siècle dernier et au commencement du nôtre, le mot tomba en désuétude; il y a environ une quarantaine d'années, Bazin le reprit, se l'appropria et réunit sous le nom de *pelade*, une grande partie de ses teignes achromateuses et décalvantes.

Depuis les travaux de l'illustre dermatologiste, on désigne en France sous le nom générique de *pelade* des affections caractérisées par une alopécie à marche rapide, le plus souvent circonscrite sous forme de plaques plus ou moins larges ou plus ou moins nombreuses, mais pouvant, dans certains cas, déterminer une chute totale ou presque totale des cheveux et des poils des autres régions velues du corps.

Ainsi la pelade est plutôt un symptôme qu'une maladie; il n'y a pas *une pelade* mais *des pelades* et si, au point de vue purement objectif, les distinctions sont jusqu'à présent fort difficiles, nous essaierons de montrer néanmoins que les conditions étiologiques permettent d'établir des variétés dans l'origine de celte dermatose.

E. Besnier fait observer que les dénominations d'*alopécie en aires* et de *pelade* sont, aujourd'hui, synonymes, le terme de pelade étant employé de préférence dans les pays de langue française.

ÉTIOLOGIE. — Plus fréquente chez les enfants ou plutôt chez les jeunes sujets de l'un et de l'autre sexe que chez l'adulte, la pelade devient aussi rare dans la vieillesse que dans la première enfance.

Elle est particulièrement commune chez les jeunes sujets qui vivent en commun dans un milieu restreint. Nous voulons surtout insister sur les deux grandes conditions étiologiques qui, sans légitimer jusqu'à présent une classification des pelades, entretiennent des divergences dans l'opinion des auteurs sur la nature même de la maladie.

Nous voulons parler de l'influence nerveuse et de la contagion.

L'influence nerveuse semble bien réelle dans certains cas ; c'est ainsi qu'on voit apparaître la pelade à la suite d'une commotion morale, d'un choc physique, d'une lésion traumatique ou pathologique.

Il existe également des observations fort intéressantes dans lesquelles on voit se produire des alopécies en même temps que d'autres dystrophies cutanées : alopécie et vitiligo, alopécie et sclérodermie.

Enfin, comme témoignage expérimental, Max. Joseph a réussi à produire chez des chats et chez des lapins des plaques alopéciques symétriques des oreilles, en sectionnant le deuxième nerf cervical. Dans le même ordre d'idées, il existe une très belle observation clinique (très discutable pour E. Besnier) de E. Pontoppidan, dans laquelle on vit une alopécie survenir à la suite d'un *traumatisme chirurgical des nerfs cervicaux supérieurs*.

Tel est, en résumé, le bilan des faits qui plaident en faveur de la nature trophonévrotique de la pelade, ou tout au moins de certaines pelades.

Examinons maintenant ceux qui semblent désigner la même affection comme une détermination *contagieuse* et *d'ordre parasitaire*.

Les cas dans lesquels la pelade s'est transmise d'un individu à un autre, ou à plusieurs autres sont loin d'être rares ; il suffit, pour s'en convaincre, de prendre connaissance des faits que Hardy et surtout E. Besnier ont portés à plusieurs reprises à la tribune de l'Académie de Médecine (*Bull. de l'Acad. de Méd.* 1887). On verra qu'il n'est nullement exceptionnel de voir la pelade se transmettre du serviteur au

maître, de la femme au mari, du coiffeur au
client et réciproquement, etc.

Bien plus, on a pu constater à maintes reprises de véritables épidémies de pelade dans les
écoles, les collèges, les régiments.

Ce sont là des faits, dit E. Besnier, dont les
auteurs qui nient systématiquement la contagiosité de la pelade, ne se sont pas donné la peine
de prendre connaissance. En somme, le médecin
de Saint-Louis croit pouvoir conclure de ses
nombreuses observations que la pelade se trouve,
par la plupart de ses caractères, dans les conditions générales des *teignes* et cette manière de
voir de notre Maître suffit à justifier la place
que nous avons donnée dans cet ouvrage à la
maladie que nous décrivons.

Est-ce à dire qu'il faille rejeter le rôle du système nerveux dans la détermination de l'alopécie
en aires ? Nullement, et la croyance à un certain
rôle du système nerveux n'exclut pas plus l'action d'un agent transmissible qu'elle ne le fait
dans la rage, par exemple, où la nervosité accidentelle ou habituelle du sujet a une importance
égale, sinon supérieure (E. Besnier).

On objectera à la théorie de la nature parasitaire de la pelade que le cheveu peladique n'a
pas, ainsi que nous le verrons plus loin, les
caractères d'un poil attaqué directement par
un parasite *pilivore;* il est *cadavérisé, atro-*

phié, aussi n'est-ce pas dans le poil même que l'agent destructeur devra être cherché, c'est dans l'appareil folliculaire (éléments cellulaires piligènes, vaisseaux sanguins, espaces lymphatiques, nerfs épidermiques) ainsi que l'a fait Robinson, sans succès d'ailleurs.

Les parasites décrits par cet auteur comme propres à la pelade ne sont nullement pathogènes, pas plus que ceux de Malassez et Courrèges, de Thin, de Sehlen, etc.

Les publications de Nimier dans la *Gazette Hebdomadaire* de 1890 et celles de Vaillard et Vincent dans les *Annales de l'Institut Pasteur* de la même année, tendraient à démontrer que l'affection dite « pelade à cheveux fragiles » par E. Besnier est parasitaire, et reconnaîtrait comme agent pathogène un microbe cultivé par eux.

Enfin, on a émis récemment l'idée que la pelade pourrait être déterminée dans des conditions spéciales et chez des individus prédisposés par des microbes vulgaires.

Toutes ces hypothèses appellent une vérification et l'on peut dire que, pour le moment, le ou les agents pathogènes de la pelade sont encore inconnus.

Terminons ces données sur la contagion en disant comment celle-ci se fait :

La contagion de la pelade est quelquefois directe ; le plus souvent, elle semble être indirecte ;

les objets de toilette, les ustensiles du coiffeur ;
les coiffures échangées, les oreillers, traversins,
dossiers de meubles, appuis de tête dans les voi-
tures publiques, chez le barbier, ou chez le dentiste, etc., voilà les agents de transport du con-
tage peladique les plus habituels (E. Besnier).

Rien ne prouve, jusqu'à présent, que la pelade
puisse, dans certains cas, être d'origine animale.

Conclusions. — Si nous avons résumé avec
toute la clarté désirable l'état des données que
nous possédons actuellement sur l'étiologie de la
pelade vraie, les conclusions se tirent d'elles-
mêmes et peuvent se formuler ainsi :

Il est permis d'invoquer, suivant les cas, dans
l'étiologie de la pelade, tantôt l'action nerveuse,
tantôt le processus parasitaire ; le plus souvent
il est possible d'associer ces deux éléments qui
n'ont rien d'incompatible et peuvent marcher de
pair.

Enfin, parmi les alopécies en aires, lesquelles
comportent plusieurs *espèces,* il en est une,
que l'on observe plus fréquemment en certains
pays qu'en d'autres et à Paris *avec une fréquence extrême,* la *pelade* ou *alopécie en aires*
communes, qui est transmissible par contact,
(E. Besnier).

Description clinique. — C'est la forme vulgaire, typique, que nous prendrons comme mo-
dèle de notre description clinique.

Début. — On a rarement l'occasion d'observer un début de pelade et lorsqu'on interroge les malades au sujet des troubles fonctionnels qui ont pu marquer l'invasion de la maladie, on ne trouve presque rien : un peu de prurit, quelques douleurs névralgiques, et c'est là tout ce qu'on relève comme phénomènes *préalopéciques.*

Les phénomènes objectifs du début ne sont pas moins difficiles à surprendre quand ils existent. Il faut être véritablement à l'affût pour constater, avant que l'alopécie se soit produite, que les cheveux perdent leur poli et leur souplesse, qu'ils deviennent ternes, poussiéreux, un peu poudreux, tandis que la peau qui va être dénudée desquame insensiblement, devient un peu achromique et œdémateuse (E. Besnier).

Encore une fois, ce n'est que très exceptionnellement qu'on peut constater ces caractères qui d'ailleurs peuvent manquer. Il n'y a pas lieu d'en être surpris puisque quatre-vingt-quinze peladiques sur cent apprennent par un tiers l'apparition des plaques alopéciques sur leur cuir chevelu ou dans leur barbe.

Voyons donc quels sont les caractères de la pelade une fois constituée :

Période d'état. — La pelade est par excellence la maladie *à plaques.* Ces plaques sont en nombre variable. Il peut n'en exister qu'une ; la tête peut en être couverte.

Généralement arrondies, plus rarement ovalaires, les plaques peladiques présentent les caractères suivants : leur partie centrale es blanche, lisse, absolument glabre : parfois il semble y avoir un certain degré d'atrophie de la peau qui se traduit par une dépression appréciable ; la décoloration plus ou moins accentuée des téguments leur donne en outre l'aspect de l'ivoire.

Les poils qui bordent la plaque s'arrachent facilement, soit avec la pince, soit avec les doigts, et n'amènent qu'exceptionnellement avec eux une gaîne vitreuse ; ils sont cassants et ont perdu leur souplesse.

Ces poils, avant de tomber spontanément, cassent d'ordinaire à quelques millimètres de leur point d'émergence.

L'examen à l'œil nu et l'examen microscopique permettent de constater que leur extrémité radiculaire est atrophiée, poussiéreuse, filiforme, terminée en pointe d'aiguille extrêmement fine, coudée, dépigmentée, transparente, plus rarement moniliforme (E. Besnier).

En un mot, suivant l'expression du même dermatologiste, les cheveux peladiques sont, pour ainsi dire, *sidérés, cadavérisés* ; la moelle a disparu du canal médullaire qui contient des bulles d'air.

ÉVOLUTION DE LA PELADE COMMUNE. — Elle est

variable suivant les individus, et aussi suivant les points sur un même individu ; ainsi, dans certains cas, elle est assez rapide pour mériter l'épithète de *galopante* ; dans d'autres, au contraire, elle est absolument lente et rapide.

Parfois le cuir chevelu ou la barbe ne présentent qu'une seule plaque pendant assez longtemps ; puis tout à coup, sous une influence indéterminée, la multiplication des plaques se produit avec une désespérante rapidité. L'état glabre, l'éburnation complète des régions peladiques peuvent s'établir d'emblée, mais le plus ordinairement, ainsi que le fait remarquer E. Besnier, après la chute ou la fracture des poils, il se fait plusieurs générations successives de cheveux avortés qu'il ne faut pas confondre avec les *follets de guérison* ; après quoi la repousse a lieu progressivement ou bien l'état glabre s'établit.

DURÉE. TERMINAISON. — La durée est variable, mais ce que l'on peut dire, c'est que la pelade est une maladie longue, d'une longueur parfois désespérante : elle défie, dit E. Besnier, toute prédiction de durée et même de terminaison.

Il y a un fait certain, c'est que toutes les fois où la lésion n'est pas très limitée, la guérison est lente à venir et c'est *souvent par années* qu'il faut compter avant de l'atteindre. Très fréquemment la guérison reste incomplète ; il faut toujours compter avec les rechutes et les récidives ; mais les cas sont exceptionnels dans lesquels la guérison ne se produit jamais.

Enfin la guérison n'est pas impossible alors même que la maladie dure depuis plusieurs années.

Quand la guérison se produit, ce qui en somme est la règle au bout d'un laps de temps plus ou moins long, elle s'annonce par l'apparition de *poils follets* dits *de guérison* ou *de repousse*. Ces poils incolores ne sont point définitifs, ils annoncent seulement la réapparition des poils colorés et solides.

FORMES DE LA PELADE. — Nous avons décrit la forme la plus commune de la pelade, la *pelade achromateuse* de Bazin. Il existe une forme heureusement plus rare, dans laquelle la chute des poils se fait avec une effrayante rapidité et cela non pas seulement sur le cuir chevelu, mais aussi sur toutes les parties velues du corps : c'est la *pelade décalvante de Bazin.*

Enfin nous devons mentionner cette forme si intéressante d'alopécie en aires appelée par Bazin *fausse pelade*, par Lailler *pelade pseudo-tondante* et de nouveau décrite par E. Besnier sous le nom de *pelade à cheveux fragiles.* Voici en quels termes notre Maître s'exprime au sujet de cette variété de pelade :

« Dans quelques cas qui sont loin d'être rares, la plaque que nous venons de décrire, au lieu d'être toute glabre, ou plantée de poils avortés et achromiques, est, au contraire, irrégulièrement, en quelques points ou à sa périphérie, parsemée de cheveux noirs, cassés à ras ou à une petite distance de la peau. Ces cheveux, si on peut les saisir, viennent sans effort, en apparence d'une grande profondeur ; en raison de l'œdème peladique, ils ont perdu toute adhérence ; quelques-uns sont normaux objectivement ; d'autres présentent l'atrophie radiculaire en aiguille ; tous sont cassés dans la tige, cadavérisés et peuvent rester indéfiniment en place dans le même état ».

C'est sur cette variété de pelade qu'ont porté les recherches de Nimier, Vaillard et Vincent pour qui ces sortes d'alopécies en aires seraient plus correctement dénommées : *folliculites microbiennes tonsurantes du cuir chevelu.*

Les variétés de pelade, siégeant sur les parties velues du corps autres que le cuir chevelu, ne méritent pas de description spéciale.

DIAGNOSTIC DE LA PELADE. — Le diagnostic de la pelade est le plus souvent facile et les signes que nous avons étudiés lui donnent un aspect caractéristique.

Il importe néanmoins de faire un diagnostic complet, de reconnaître avec la plus grande exac-

titude le *nombre* et le *siège* des plaques peladiques. Il faut donc examiner minutieusement
et consciencieusement *tout le cuir chevelu*. Il est
extrèmement utile de faire couper, quand cela
n'offre pas de sérieuses difficultés, les cheveux
absolument ras sur toute la tète, de cette façon
on voit clair, on peut faire l'inventaire des plaques et juger de leur étendue.

Il y a deux cas à envisager dans le diagnostic
de la pelade.

1ᵉʳ *Cas. — Il existe des plaques alopéciques.*
Il ne faut pas prendre, cela est élémentaire, les
alopécies cicatricielles résultant de traumatismes
pour des plaques de pelade. Les régions dé-
pourvues de poils ont, dans ces cas, une forme
et un aspect caractéristiques. Elles sont presque
toujours linéaires (coup de pierre) ou étoilées.
De plus, un examen, même superficiel, révèle à
leur centre les traces toujours apparentes de la
cicatrice.

La confusion est quelquefois possible entre la
pelade et certaines alopécies syphilitiques secondaires. Le plus souvent, l'absence d'aires nettement définies, la simultanéité du développ-
pement sur tout le cuir chevelu, la coïncidence
immédiate de l'alopécie sourcilière, les granulations croûteuses miliaires du cuir chevelu, etc., suffiront à fixer le diagnostic de
l'alopécie syphilitique ; mais, dit E. Besnier,

en *règle générale*, dans tous les cas de pelade à marche rapide, *attaquant en même temps les sourcils, ayant des aires nombreuses, petites, mal limitées*, il faut soulever la question et examiner le malade en entier.

Il ne faut pas oublier que la véritable pelade survient chez les syphilitiques un peu plus fréquemment que chez les autres sujets ; il faudra donc se garder, dans le cas particulier, de la confondre avec les alopécies syphilitiques peladiformes.

Certaines formes rares, *de séborrhée décalvante aiguë* du cuir chevelu peuvent simuler la pelade, mais d'une façon grossière. Dans ces cas, dit E. Besnier, l'hypersteatidrose est extrême ; *les cheveux n'ont subi aucune altération préalable* ; c'est une véritable mue huileuse qui ne dénude pas le cuir chevelu par plaques arrondies, mais par grandes surfaces irrégulières.

Il faut signaler la confusion possible, mais très rare, avec la pelade, de certaines formes, atypiques de *lupus érythémateux du cuir chevelu*.

Nous n'insisterons pas non plus sur le diagnostic différentiel de la pelade et des *plaques de sclérodermie* ou *morphées*.

La distinction de l'alopécie en aires et du vitiligo prête à des considérations plus intéressantes. On sait que Cazenave avait voulu identi-

fier le *vitiligo* et le *porrigo decalvans* (pelade).
Il est de fait que, dans certains cas, où, ainsi que
E. Besnier l'a observé, l'alopécie est complète au
niveau des aires achromiques, il est impossible
de faire un autre diagnostic que *vitiligo alopé-
cique*, à moins de supposer la superposition
exacte de la pelade et du vitiligo.

Il faut également séparer de la pelade vraie ce
que E. Besnier appelle les *alopécies athrepsi-
ques simples temporaires* et dans lesquelles il
range les alopécies consécutives à l'érysipèle du
cuir chevelu, aux maladies aiguës, aux fièvres
éruptives, à l'accouchement, etc.

Enfin, il est une classe d'alopécies dites *cicatricielles*, ou encore *innominées* (E. Besnier)
dont l'étude et la comparaison avec la pelade
vulgaire seraient des plus intéressantes, mais
nous entraîneraient aussi à des développements
hors de proportion avec le cadre de cet ouvrage.
Disons seulement que ces formes auxquelles
chaque auteur a donné un nom : Alopécie pela-
diforme pseudo-cicatricielle simple, — irritative
(E. Besnier); folliculites peladoïdes atrophiques simples, — épilantes, décalvantes (Quinquaud); pseudo-pelade (Brocq), sont constituées
par des plaques disséminées, *irrégulières* et
non pas exactement circulaires comme dans la
pelade vraie. La peau, à leur niveau, est déco-
lorée, blanche, comme atrophiée et *présente*

en quelques points une légère rougeur ; les plaques sont séparées par des îlots grisâtres de cuir chevelu sain avec des touffes de cheveux offrant une résistance normale à l'épilation ; à l'œil nu et à la loupe, on distingue nettement une dépression du derme et *une apparence pseudo-cicatricielle*. A la périphérie des plaques ou dans les îlots de peau saine, on trouve des lésions folliculeuses d'aspects divers : abcès miliaires centrés par un poil qui s'arrache facilement ; ou encore simples rougeurs punctiformes, isolées, avec ou sans desquamation secondaire ; ou enfin saillies folliculaires rouges (Quinquaud). On voit que ces formes diffèrent assez nettement du type absolu de la pelade dans lequel *il n'existe aucune irritation visible du cuir chevelu.*

2ᵉ *Cas.* — *Il n'existe pas de plaques alopéciques bien nettes*, ou bien il existe d'autres lésions du cuir chevelu concomitantes et indéterminées.

L'examen méthodique des poils suspects s'impose alors plus que jamais. Nous savons comment il faut procéder ; nous connaissons aussi les caractères du cheveu trichophytique, du cheveu favique et du cheveu peladique ; résumons-les en quelques mots :

Le cheveu trichophytique est le plus volumineux des trois ; il casse à la plus légère traction, s'arrache dans sa racine et s'écrase facilement sous la lame couvre-objet. Sa trame est dissociée par les spores que nous avons décrites.

Le cheveu favique est moins gros que le poil trichophytique, mais plus gros que le cheveu peladique ; il est souvent visqueux, et amène avec lui la gaîne vitreuse, collante. On y décèle facilement l'achorion à l'aide de la technique appropriée que nous avons décrite.

Le cheveu peladique est atrophié, c'est le plus petit des trois ; sa racine est courbée en crosse ; elle est achromique, poudreuse, sèche, quelquefois moniliforme, son canal médullaire est envahi par des bulles d'air.

Les lésions du poil dans la pelade à cheveux fragiles méritent une description à part. Voici leurs caractères d'après E. Besnier : « Dans les variétés à cheveux fragiles, où la nécrobiose a été subite, le poil toujours fragmenté en courts tronçons est plutôt *hyperpigmenté* et semble plus volumineux ; *il n'y a ni bulles d'air, ni destruction de la moëlle* ; le poil n'a pas de renflements et son extrémité de cassure n'est pas pénicillée. *Il conserve toute sa consistance*, et ne s'écrase ni entre les mors de la pince, ni sous la lamelle couvre-objet, caractères pratiques, faciles à constater et suffisants pour distinguer aisément, avec sûreté et immédiatement le poil peladique pigmenté du gros poil noir trichophytique infiltré de spores avec lequel il a été souvent confondu ».

Terminons ce chapitre de diagnostic en disant que, d'une façon toute particulière, les antécédents héréditaires ou personnels du peladique devront être interrogés. On n'arrivera pas à faire un diagnostic étiologique ferme, mais on pourra recueillir des données utiles qui indiqueront, jusqu'à un certain point, la direction à donner au traitement.

Traitement de la pelade

En même temps qu'on prescrira le traitement local que nous allons étudier dans un instant, il faudra songer à soigner l'état général du sujet ; il ne faut pas oublier que les peladiques sont des *malades*. On s'efforcera donc d'améliorer et de rectifier les conditions de leur hygiène générale, on leur conseillera, suivant les cas, la gymnastique, les massages, l'hydrothérapie, on les soumettra enfin, selon les conditions particulières de chacun, à la médication tonique, analeptique, excitante ou calmante (huile de morue, fer, quinquina, arsenic, phosphore, strychnine, soufre, etc.).

On retire parfois de grands avantages de l'emploi des eaux minérales sulfureuses, en particulier de Luchon et d'Uriage.

Traitement local. — Nous avons déjà insisté
«au chapitre Diagnostic» sur la nécessitéde tenir
les cheveux coupés ras chez les peladiques quand
cela n'est pas impossible. C'est là une condition
excellente qui permet non seulement de se rendre
un compte exact du nombre des plaques et de
leur étendue, mais encore d'agir sur elles d'une
manière efficace.

Quand les cheveux ne peuvent pas être coupés, E. Besnier conseille vivement d'établir
alentour de chaque plaque chauve, dans les
cheveux sains, une *zone tonsurée aux ciseaux*
qu'il faut entretenir jusqu'à réparation entière
de la plaque.

Cette tonsure circulaire suffit si les cheveux
qui entourent la plaque sont solides et s'ils ne
présentent pas de lésions à l'examen microscopique ; mais si, au contraire, comme c'est
d'ailleurs la règle, les poils de la bordure sont
altérés et viennent à la moindre traction, il faut
absolument faire l'épilation de la zone périphérique, établir *une zone de surveillance et de protection*, comme dans le traitement des teignes.
Nous avons suffisamment insisté sur cet excellente pratique dans le chapitre que nous avons
consacré à l'étude de la trichophylie p. 129).

Quand ces mesures sont prises, on commence
avec méthode l'application des topiques irritants
destinés à exciter la fonction pilaire suspendue.

Quelle que soit la théorie pathogénique dont on ait fait choix, la conduite à tenir est la même et la médication ne varie pas, du moins dans son essence.

E. Besnier pose en principe que tout topique irritant capable de déterminer une congestion légère du derme, et une épidermite du type de la rubéfaction eczématique ou, au plus, de la vésication simple, peut être employé indifféremment.

Cette proposition contient non seulement une indication générale, mais aussi un précepte qu'il faut se garder de transgresser ; il ne faut pas oublier qu'en dépassant le but dans l'irritation thérapeutique des plaques peladiques et en pro—duisant la *follicullite pustuleuse,* on s'expose à déterminer des *alopécies irrémédiables.*

Il faut donc employer les topiques irritants avec prudence et en varier l'intensité suivant que l'application en est confiée aux malades ou en est faite pour le médecin lui-même.

Dans le cas où le malade fait lui-même son traitement, E. Besnier prescrit le plus souvent de faire, chaque matin, sur les plaques chauves et sur la zone tonsurée alentour, une friction légère avec une boulette de coton imprégnée du liniment suivant :

Hydrate de chloral	. . . . . .	5 grammes
Éther officinal	. . . . . .	25 //
Acide acétique cristallisant de .		1 à 5 //

Ce liniment, dont l'application produit une simple rubéfaction, peut être employé tous les jours et l'activité peut en être facilement graduée en variant la dose d'acide acétique.

De tous les irritants que le médecin doit employer lui-même et ne jamais confier aux malades, celui auquel nous donnons la préférence avec E. Besnier, est l'*acide acétique pur*. C'est certainement l'agent dont l'action sur le follicule *pileux* et sur la fonction pigmentaire est la plus certaine.

L'application en est douloureuse, mais elle permet au malade de rester environ deux semaines sans avoir à s'occuper du traitement local.

Vidal préconisait l'application du vésicatoire liquide de Bidet (teinture acétique de cantharides) qui constitue sans aucun doute une médication très active ; employée également par Hallopeau, cette préparation est considérée par E. Besnier comme dangereuse, surtout quand elle est abandonnée aux mains des malades, et comme produisant des épidermites trop actives.

Mais ces applications topiques ne suffisent pas. Il faut encore s'occuper du reste du cuir chevelu, car presque toujours la totalité du système pilaire de la tête est plus ou moins en état d'*imminence morbide*. On peut donc, en prenant des précautions minutieuses et en instituant un traitement rigoureux, prévenir l'apparition de plaques autres que celles qui existent déjà.

Dans ce but, on prescrira aux malades un lavage quotidien de toute la tête à l'eau chaude et au savon de goudron ou d'ichthyol ; puis la tête sera frictionnée entièrement avec une petite quantité d'un liniment alcoolique faible tel que :

    Alcoolat de lavande. . . . . . .   125 grammes
    Salol ou acide salicylique . . . o^{gr},o5 à o^{gr},5o.

Enfin, le soir, la tête sera frictionnée avec une petite quantité de la pommade suivante :

Baume du Pérou, acide salicylique ou
    résorcine. . . . .   1 gramme
Soufre précipité   10   //
Lanoline et vaseline. . . . .   5o   //

Il va sans dire que l'application du traitement sera soumise à certaines variations dépendant de la marche et de l'étendue de la maladie. Si, dans les cas où il n'existe qu'une ou deux plaques, on peut autoriser le malade à ne pas faire raser ses cheveux entièrement, cette mesure sera, au contraire, *absolument exigée* quand le cuir chevelu présentera un grand nombre d'aires alo-péciques.

De même, dans les cas où la tête est entièrement dénudée, elle pourra être frictionnée en entier tous les jours avec les liniments excitants

faibles, mais elle ne devra être soumise aux liniments forts que *par quartiers quotidiens*.
Tout cela est élémentaire.

Si la pelade occupe la barbe ou s'y est étendue,
le visage entier doit être lavé matin et soir à
l'eau chaude additionnée, pour une demi-cuvette,
d'une cuillerée à café d'un alcoolat aromatique
auquel on adjoint une substance légèrement excitante et même théoriquement antiparasitaire,
telle que la suivante :

Salicylate de mercure .	$0^{gr},05$ à $0^{gr},25$
Salol	1 à 5 grammes
Alcoolat aromatique . .	250 grammes

(E. Besnier).

Les plaques alopéciques seront frictionnées
tous les matins avec un liniment faible tel que
le suivant :

Hydrate de chloral	de 1 à 4 grammes
Éther officinal	25
Acide acétique cristallisant .	de $0^{gr},50$ à 2 grammes

(E. Besnier).

Enfin, lorsque la pelade est étendue aux membres et au tronc, il est nécessaire d'employer
alternativement les bains sulfureux, les bains
électriques, les frictions faites avec le gant de
crin arrosé d'un liquide excitant, tel que le
suivant :

Alcoolat de Fioravanti ou de Lavande.	250 grammes
Salol	5 //

(E. Besnier).

PROPHYLAXIE. — Elle est fort importante dans la pelade ; elle comprend :

1° L'auto-prophylaxie, ou ensemble des précautions que doit prendre le peladique pour ne pas étendre sa propre lésion et pour ne pas lui donner un nouvel essor quand elle est en voie de guérison.

Ces précautions consistent à laver la tête *à la main* sans éponge, ni serviette, à moins que cette dernière ne serve qu'une fois ; à antiseptiser le mieux possible et chaque fois qu'ils ont servi les instruments de toilette ; à séparer la peau de la perruque (quand le port de celle-ci est devenu nécessaire) par de petites coiffes de toile fine qui seront lavées à l'eau bouillante chaque jour.

2° La prophylaxie générale et spéciale dont les règles ont été si magistralement formulées par E. Besnier dans son rapport du 31 juillet 1888 à l'Académie de Médecine.

Nous ne saurions, dans un cadre aussi restreint que celui de cet ouvrage, donner le détail de ces mesures phophylactiques — disons seulement qu'elles consistent dans une surveillance attentive des malades, dans l'obturation aussi complète que possible des plaques alopéciques, dans l'interdiction absolue des échanges de coiffures et de pièces de literie, enfin dans l'isolement immédiat des peladiques, quand il est démontré qu'ils sont devenus le point de départ manifeste de cas nouveaux.

IV. PITYRIASIS VERSICOLORE

La dénomination de *pityriasis versicolore* a été créée au commencement de ce siècle par Willan pour différencier certaines éruptions pseudo-chromiques, des hyperchromies ou des dyschromies véritables : éphélides, chloasma, vitiligo, etc. C'est en 1846 qu'Eischstedt démontra la nature parasitaire de l'affection.

ÉTIOLOGIE. — Nous n'avons jamais rencontré le pityriasis versicolore ni chez l'enfant, ni chez le vieillard.

Son évolution est influencée par les causes extérieures : saisons, température, vêtements.

Le pityriasis versicolore se montre avec une fréquence particulière chez les phtisiques, ceux surtout dont la tuberculose a une évolution lente et chronique.

Les maladies aiguës produisent un affaissement temporaire dans la germination du microsporon. Une maladie très desquamative, la scarlatine par exemple, élimine complètement le parasite.

DESCRIPTION DU PARASITE. — La technique destinée à démontrer la présence et les caractères microscopiques du *miscroporon furfur* est fort simple. Il suffit de gratter l'épiderme envahi et de déposer le produit du grattage sur une lame de verre dans une goutte de la solution de potasse à 4o $^0/_0$. Si le grattage a enlevé un lambeau épidermique assez large, il sera préférable de le dilacérer avec les aiguilles à dissocier avant de l'examiner.

Le microsporon furfur se présente sous l'apparence de grappes, d'amas de *spores* plus ou moins nettement circonscrits et reliés entre eux par des *tubes*.

Le nombre des spores contenus dans chaque amas est très variable ; parfois la végétation sporulaire est tellement abondante que les spores forment une véritable nappe continue dans toute l'étendue de la préparation.

Les spores sont arrondies ou ont un aspect aplati rappelant un peu celui des globules du sang. Elles sont constituées par un noyau de substance grenue et par une gaîne protoplasmique homogène et transparente.

Les tubes présentent un ensemble de caractères très importants : ils sont courts, droits ou contournés plus ou moins fortement en **U** ; *ils sont peu ramifiés*, le plus souvent *isolés* ou placés bout à bout ; leur constitution est analogue à celle des spores ; ils se composent d'un contenu granuleux et d'une enveloppe homogène transparente.

Le microsporon furfur borne son action envahissante aux couches cornées de l'épiderme ; il s'arrête aux limites du corps muqueux et ne s'attaque jamais aux poils. Son développement ne produit pas d'irritation dermique.

Le microsporon furfur se transmet rarement d'un individu à un autre et il semble bien que des conditions particulières de la peau soient nécessaires pour que la transmission s'effectue.

Köbner paraît être jusqu'à présent le seul auteur qui ait réalisé expérimentalement cette transmissibilité à l'homme et aux animaux.

DESCRIPTION CLINIQUE. — Le pityriasis versicolore se manifeste sous la forme de taches, très légèrement saillantes, de dimensions variables, de couleur « café au lait » le plus souvent, et pouvant occuper toutes les régions du tégument externe à l'exception de la main et du pied.

Les points les plus fréquemment envahis sont la région thoracique, antérieure et postérieure, les épaules, la partie inférieure du cou, la région péri-ombilicale, les aisselles et les plis articulaires.

Les manifestations du microsporon furfur sont essentiellement multiformes : quelquefois le pityriasis versicolore est *ponctué*, ce sont de toutes petites taches jaunes sertissant l'orifice des follicules pileux ; d'autres fois, ce sont des *gouttes* assez régulières pour simuler diverses éruptions ; plus rarement, des disques, ou des anneaux. Ce qu'on observe très fréquemment ce sont de larges plaques à bords plus ou moins irrégulièrement dessinés et couvrant de vastes surfaces, en particulier sur le thorax.

La couleur « café au lait » des éléments pityriasiques peut être plus ou moins foncée, mais ce qui est tout à fait remarquable, c'est que cette couleur peut varier chez le même malade, au point d'être quelquefois momentanément rosée et simuler une éruption d'une autre nature, surtout dans les cas où il est disposé en gouttes (E. Besnier). Cette particularité justifie l'emploi du qualificatif « versicolore » appliqué par les botanistes aux organes qui changent plusieurs fois de couleur pendant leur évolution.

Tantôt les taches sont lisses, tantôt farineuses et manifestement pityriasiques ; mais ce qui est surtout important comme signe clinique, c'est la facilité avec laquelle, en grattant simplement avec l'ongle, on arrive à décoller la couche cornée superficielle de l'épiderme. Ce signe dit « du coup d'ongle » est absolument caractéristique, mais il n'est pas constant.

Le pityriasis versicolore a une marche lente, progressive, il peut arriver à couvrir d'énormes surfaces. Sa durée est indéfinie.

Diagnostic. — On distinguera sans trop de difficulté le pityriasis versicolore des taches hyperchromiques qui ne donnent pas, par le coup d'ongle, le lambeau desquamatif, la *syphilide pigmentaire* du cou, les macules syphilitiques de tout genre, le *chloasma* (masque des femmes enceintes) et toutes les *mélanodermies*, cachectiques ou parasitaires, localisées, consécutives aux irritants : vésicatoires, teinture d'iode, etc.

On n'oubliera pas que le savonnage à l'eau chaude est, dans le cas particulier, un excellent adjuvant pour le diagnostic. On fera disparaître par ce moyen tous les éléments étrangers, les *crasses* diverses qui pourraient en imposer pour des déterminations parasitaires.

Dans les dyschromies, on évitera surtout la confusion avec le *vitiligo* et la *lèpre* maculeuse.

Les véritables difficultés diagnostiques du pityriasis versicolore résultent surtout de la coïncidence fréquente de parasites autres que le microsporon furfur, et aussi du siège même des lésions qui, lorsqu'elles occupent les surfaces de contacts et les plis, sont déformées par les sécrétions variées, par l'absence de soins suffisants et perdent leurs caractères typiques.

C'est donc surtout dans ces cas qu'un examen histologique consciencieux pourra trancher la question.

Traitement. — Si les surfaces envahies sont peu étendues, on peut se contenter de faire des frictions de teinture d'iode jusqu'à élimination de l'épiderme.

Si les surfaces sont plus étendues, voici le traitement que E. Besnier conseille d'employer :

1° Savonner très exactement à l'eau chaude les parties malades, le matin au lever.

2° Le soir au coucher, faire une friction de quelques minutes sur toutes les parties malades avec la pommade suivante :

Résorcine et acide salicylique.	1 à 3gr
Soufre précipité	5 à 15gr
Lanoline, vaseline, axonge . .	25gr.

Une semaine de traitement *bien exécuté* est en moyenne suffisante.

V. ÉRYTHRASMA

Il y a plus de trente ans, que l'érythrasma a été décrit par Bërensprung et que l'agent pathogène de la maladie, le *microsporon minutissimum* a été découvert par Burchhardt ; il y a presque autant de temps que Köbner en a montré la transmissibilité par la voie expérimentale, et malgré cela, ce n'est que par les travaux de E. Besnier et les recherches de Balzer que cette dermatose parasitaire a été remise en lumière dans ces dernières années.

Étiologie. — L'érythrasma est surtout fréquent chez l'homme adulte ; on le rencontre beaucoup plus rarement chez la femme et toujours dans les régions périgénitales ou axillaires.

DESCRIPTION DU PARASITE. — D'après Balzer et Dubreuilh, l'examen extemporané des petites squames épidermiques est très satisfaisant quand on emploie l'éosine et la potasse à 40 %.

Le microsporon minutissimum est constitué par des tubes longs et flexueux, rarement ramifiés, mais contournés de la façon la plus variée et enchevétrés de manière à former un véritable feutrage ; ils sont divisés en segments placés bout à bout et séparés par un trait clair. Outre ces tubes, on trouve encore de nombreux amas de spores très fines, de volume un peu inégal, mêlées au mycélium (Balzer et Dubreuilh).

Il est nécessaire d'employer, dans l'examen du microsporon minutissimum, de forts objectifs, car ses éléments sont d'une extrême ténuité.

DESCRIPTION CLINIQUE. — Le plus souvent l'érythrasma est exactement limité au contact scroto-crural. On le découvre en relevant les bourses. Les plaques érythrasmiques sont de forme arrondie ; elles ont, en général, deux à quatre centimètres de diamètre, mais elles peuvent être beaucoup plus étendues.

Leur *contour* est finement géographique, ou uni, non sensiblement élevé au-dessus du niveau, et n'ayant pas de marge.

Leur *couleur* typique est *rouge orangé* ; les teintes varient d'ailleurs suivant le degré de pigmentation de la peau.

La surface des plaques est le siège d'un *plissé* très fin et on y constate une desquamation fine et peu sensible.

Jamais la couche cornée ne s'y exfolie en lambeaux et ne peut être enlevée d'un coup d'ongle, il faut le grattage à la curette pour recueillir les éléments d'un examen histologique.

Le développement de l'érythrasma est très lent et sa durée est indéfinie.

Diagnostic. — Il suffit d'avoir vu les plaques de l'érythrasma une seule fois pour ne plus s'y tromper. Dans les cas douteux, l'examen microscopique lèverait les doutes.

Traitement. — L'exfoliation iodique est au premier rang des procédés pratiques; il va sans dire que tous les procédés amenant une desquamation de l'épiderme peuvent être utilisés.

On préviendra le retour de la maladie en faisant avec soin, tous les jours, des ablutions au savon et à l'eau chaude et en poudrant les régions avec une poudre inerte légèrement sulfurée telle que celle-ci :

Talc de Venise. . . . . . . 100 grammes
Soufre précipité . . . . . . 1 à 10 grammes
(E. Besnier).

TABLE DES MATIÈRES

—

Saint-Amand (Cher). — Imp. DESTENAY, Bussière frères

MASSON & Cie, Éditeurs

LIBRAIRES DE L'ACADÉMIE DE MÉDECINE

120, Boulevard Saint-Germain, Paris

P. nº 130.

EXTRAIT DU CATALOGUE

(Janvier 1899)

PUBLICATION NOUVELLE :

JOURNAL

DE

Physiologie

ET DE

Pathologie générale

PUBLIÉ PAR

MM. BOUCHARD et CHAUVEAU

Comité de [Rédaction :

MM. J. COURMONT, E. GLEY, P. TEISSIER

Au moment où les **Archives de Physiologie normale et patholo-gique** viennent de cesser leur publication, nous signalons ce journal, où la science physiologique française trouvera une large place à côté de la pathologie générale.

Le **Journal de Physiologie et de Pathologie générale** parait tous les deux mois dans le format grand in-8º, avec planches et figures dans le texte.

Chaque numéro, de 200 pages environ, contient, outre les mé-moires originaux, un index bibliographique de 30 à 40 pages comprenant l'analyse sommaire des travaux français et étrangers de physiologie et de pathologie générale.

L'année formera un volume de 1,200 pages environ.

PRIX DE L'ABONNEMENT :

Paris : **28** francs. — France et Union postale : **30** francs.

Traité
de Physiologie

PAR

J.-P. MORAT
PROFESSEUR A L'UNIVERSITÉ DE LYON

et Maurice DOYON
PROFESSEUR AGRÉGÉ A LA FACULTÉ DE MÉDECINE DE LYON

*Ce Traité de Physiologie formera cinq volumes
dont voici le détail :*

I. — **Fonctions élémentaires.** — Prolégomènes. — Nutrition en général. — Physiologie des tissus en particulier (moins le système nerveux).

II. — **Fonctions d'innervation et du milieu intérieur.** — Système nerveux. — Sang; lymphe; liquides interstitiels.

III. — **Fonctions de nutrition.** — Circulation; calorification.

IV. — **Fonctions de nutrition** (*suite*). — Digestion; respiration; excrétion.

V. — **Fonctions de relation** (Sens; langage; expression; locomotion) **et fonctions de reproduction.** (A l'exception du développement embryologique.)

Ces volumes ne seront pas publiés dans l'ordre ci-dessus, mais le seront dans celui de leur achèvement. Nous publions aujourd'hui sous le titre : « **Circulation; Calorification** » le tome qui portera, dans la tomaison définitive, le n° III. Le tome « **Digestion; Absorption; Respiration; Excrétion** » (suite des fonctions de nutrition), qui correspondra au tome IV, est dès à présent sous presse.

Toutes les mesures sont prises pour que l'ensemble de la publication soit terminé dans le courant de l'année 1900. Chaque volume sera, pendant tout le cours de la publication, vendu séparément à des prix qui varieront selon l'étendue de chacun.

Toutefois, les éditeurs acceptent, dès à présent, **au prix à forfait de cinquante francs**, des souscriptions à l'ouvrage **complet**.

VIENT DE PARAITRE

FONCTIONS DE NUTRITION

CIRCULATION	CALORIFICATION
Par M. DOYON	Par J.-P. MORAT

1 vol. grand in-8° avec 173 fig. noires et en couleurs. **12 fr.**

... En résumé, à en juger par le spécimen que nous avons sous les yeux, MM. Morat et Doyon sont en train de doter nos bibliothèques d'un ouvrage précieux et très bien fait en ce sens qu'ils savent le rendre complet sans le grossir démesurément. Leur *Traité de physiologie* conviendra au débutant, à l'étudiant avancé et à toutes les personnes qui ont besoin de prendre une idée générale ou de remonter à l'origine des faits qui ont permis de la dogmatiser.

Dr ARLOING (*Lyon médical*, 18 septembre 1898).

Traité
de Microbiologie

PAR

E. DUCLAUX

MEMBRE DE L'INSTITUT
PROFESSEUR A LA SORBONNE ET A L'INSTITUT AGRONOMIQUE
DIRECTEUR DE L'INSTITUT PASTEUR

7 volumes grand in-8° avec figures dans le texte.

VIENT DE PARAITRE :

TOME II

Diastases, Toxines et Venins

1 fort volume grand in-8° avec figures dans le texte.   **15 francs.**

..... Comme l'auteur l'avait annoncé, ce volume est consacré aux diastases, aux toxines et aux venins. C'est là une science toute nouvelle, qui a évolué progressivement depuis une vingtaine d'années et surtout pendant les dix dernières années ; mais c'est en même temps une science extrêmement importante, car les diastases jouent un rôle capital dans les actions multiples du monde des ferments, auquel elles ne paraissent pas appartenir d'ailleurs, quoi qu'on les désigne parfois sous le nom de ferments non figurés. Leur nombre est très considérable ; on peut presque dire, d'après M. Duclaux, qu'il égale celui des espèces microbiennes ; celles qui sont connues aujourd'hui appartiennent à des familles dont les caractères sont très nets et précis.

Il ne saurait nous appartenir de suivre M. Duclaux dans l'exposé magistral qu'il fait du rôle des diastases ; l'importance de ce rôle est indiquée dans cette phrase du savant auteur : « Les diastases nous apparaissent comme les agents essentiels du fonctionnement de nos tissus. A ce point de vue, elles ont détrôné la cellule. » Nous devons nous borner à exposer le plan du volume qui leur est consacré. Dans une première partie, M. Duclaux se livre à l'étude systématique des diastases ; il en examine les diverses familles et leur mode particulier d'action ; il étudie l'influence des agents extérieurs sur leur action ; il montre leur influence notamment dans la coagulation, dans la saccharification, etc. La deuxième partie du volume est consacrée à l'étude particulière des diverses diastases que M. Duclaux examine séparément.

Quand nous aurons dit qu'au cours de l'ouvrage le savant directeur de l'Institut Pasteur indique les analogies et les différences qui existent entre les diastases et les toxines, celles-ci paraissant différer des premières surtout par leur rôle physiologique, nous aurons résumé brièvement les matières contenues dans ce nouveau volume. Mais on doit ajouter qu'on retrouve ici les qualités maîtresses de précision et de netteté qui caractérisent à un si haut degré les œuvres scientifiques de M. Duclaux.   (*Journal de l'Agriculture*, 17 décembre 1898.)

DÉJA PUBLIÉ :

Tome I. — **Microbiologie générale.** — 1 fort volume grand in-8°, avec figures dans le texte. . . . . **15** francs.

Traité de Chirurgie

PUBLIÉ SOUS LA DIRECTION DE MM.

Simon DUPLAY
Professeur à la Faculté de médecine
Chirurgien de l'Hôtel-Dieu
Membre de l'Académie de médecine

Paul RECLUS
Professeur agrégé à la Faculté de médecine
Chirurgien des hôpitaux
Membre de l'Académie de médecine

PAR MM.

BERGER, BROCA, DELBET, DELENS, DEMOULIN, J.-L. FAURE, FORGUE
GÉRARD MARCHANT, HARTMANN, HEYDENREICH, JALAGUIER, KIRMISSON
LAGRANGE, LEJARS, MICHAUX, NÉLATON, PEYROT
PONCET, QUÉNU, RICARD, RIEFFEL, SEGOND, TUFFIER, WALTHER

DEUXIÈME ÉDITION ENTIÈREMENT REFONDUE

8 vol. gr. in-8 avec nombreuses figures dans le texte. En souscription. . . **150** *fr.*

TOME I. — *1 vol. grand in-8° avec* 218 *figures* . . . . . . **18** *fr.*

RECLUS. — Inflammations, traumatismes, maladies virulentes.
BROCA. — Peau et tissu cellulaire sous-cutané.

QUENU. — Des tumeurs.
LEJARS. — Lymphatiques, muscles, synoviales tendineuses et bourses séreuses.

TOME II. — *1 vol. grand in-8° avec* 361 *figures* . . . . . **18** *fr.*

LEJARS. — Nerfs.
MICHAUX. — Artères.
QUÉNU. — Maladies des veines.

RICARD et DEMOULIN. — Lésions traumatiques des os.
PONCET. — Affections non traumatiques des os.

TOME III. — *1 vol. grand in-8° avec* 285 *figures* . . . . . **18** *fr.*

NÉLATON. — Traumatismes, entorses, luxations, plaies articulaires.
QUÉNU. — Arthropathies, arthrites sèches, corps étrangers articulaires.

LAGRANGE. — Arthrites infectieuses et inflammatoires.
GERARD MARCHANT. — Crâne.
KIRMISSON. — Rachis.
S. DUPLAY. — Oreilles et annexes.

TOME IV. — *1 vol. grand in-8° avec* 354 *figures* . . . . . **18** *fr.*

DELENS. — L'œil et ses annexes.
GERARD MARCHANT. — Nez, fosses

nasales, pharynx nasal et sinus.
HEYDENREICH. — Mâchoires.

TOME V. — *1 vol. grand in-8° avec* 187 *figures* . . . . . . **20** *fr.*

BROCA. — Face et cou. Lèvres, cavité buccale, gencives, palais, langue, larynx, corps thyroïde.
HARTMANN. — Plancher buccal, glan

des salivaires, œsophage et pharynx.
WALTHER. — Maladies du cou.
PEYROT. — Poitrine.
PIERRE DELBET. — Mamelle.

TOME VI. — *1 vol. grand in-8° avec* 218 *figures* . . . . . **20** *fr.*

MICHAUX. — Parois de l'abdomen.
BERGER. — Hernies.
JALAGUIER. — Contusions et plaies de l'abdomen, lésions traumatiques et corps étrangers de l'estomac et de l'intestin. Occlusion intestinale, péritonites, appendicite.

HARTMANN. — Estomac.
FAURE et RIEFFEL. — Rectum et anus.
HARTMANN et GOSSET. — Anus contre nature. Fistules stercorales.
QUENU. — Mésentère. Rate. Pancréas.
SEGOND. — Foie.

TOME VII. — *1 fort vol. avec figures dans le texte* (Sous presse).

WALTHER. — Bassin.
TUFFIER. — Rein. Vessie. Uretères. Capsules surrénales.

FORGUE. — Urètre et prostate.
RECLUS. — Organes génitaux de l'homme.

TOME VIII. — *1 fort vol. avec figures dans le texte* (Sous presse).

MICHAUX. — Vulve et vagin.
P. DELBET. — Maladies de l'utérus.
SEGOND. — Annexes de l'utérus,

ovaires, trompes, ligaments larges, péritoine pelvien.
KIRMISSON. — Maladies des membres.

CHARCOT — BOUCHARD — BRISSAUD

Babinski, Ballet, P. Blocq, Boix, Brault, Chantemesse,
Charrin, Chauffard, Courtois-Suffit, Dutil, Gilbert, Guignard,
L. Guinon, Hallion, Lamy, Le Gendre, Marfan, Marie, Mathieu,
Netter, OEttinger, André Petit, Richardière, Roger, Ruault,
Souques, Thibierge, Thoinot, Fernand Widal.

Traité de Médecine

DEUXIÈME ÉDITION

PUBLIÉ SOUS LA DIRECTION DE MM.

BOUCHARD	**BRISSAUD**
Professeur de pathologie générale	Professeur agrégé
à la Faculté de médecine de Paris,	à la Faculté de médecine de Paris,
Membre de l'Institut.	Médecin de l'hôpital Saint-Antoine.

CONDITIONS DE PUBLICATION

Les matières contenues dans la deuxième édition du TRAITÉ DE MÉDECINE seront augmentées d'un cinquième environ. Pour la commodité du lecteur, cette édition formera **dix volumes** *qui paraîtront successivement et à des intervalles rapprochés, de telle façon que l'ouvrage soit complet dans le courant de 1900. Chaque volume sera vendu séparément. Le prix de l'ouvrage est fixé dès à présent pour les souscripteurs jusqu'à la publication du Tome II à 150 fr.*

TOME Ier

1 vol. gr. in-8° de 845 pages, avec figures dans le texte. **16 fr.**

Les Bactéries, par L. Guignard, membre de l'Institut et de l'Académie de médecine, professeur à l'Ecole de Pharmacie de Paris. — **Pathologie générale infectieuse,** par A. Charrin, professeur remplaçant au Collège de France, directeur de laboratoire de médecine expérimentale, médecin des hôpitaux. — **Troubles et maladies de la Nutrition,** par Paul Legendre, médecin de l'hôpital Tenon. — **Maladies infectieuses communes à l'homme et aux animaux,** par G.-H. Roger, professeur agrégé, médecin de l'hôpital de la Porte-d'Aubervilliers.

POUR PARAITRE PROCHAINEMENT

TOME II

1 vol. grand in-8° avec figures dans le texte.

Fièvre typhoïde, par A. Chantemesse, professeur à la Faculté de médecine, médecin des hôpitaux de Paris. — **Maladies infectieuses,** par F. Widal, professeur agrégé, médecin des hôpitaux de Paris. — **Typhus exanthématique,** par L.-H. Thoinot, professeur agrégé, médecin des hôpitaux de Paris. — **Fièvres éruptives,** par L. Guinon, médecin des hôpitaux de Paris. — **Diphtérie,** par A. Ruault. — **Rhumatisme,** par OEttinger, médecin des hôpitaux de Paris. — **Scorbut,** par Tollemer.

TOME III

1 vol. grand in-8° avec figures dans le texte.

Maladies cutanées, par G. Thibierge, médecin de l'hôpital de la Pitié. — **Maladies vénériennes,** par G. Thibierge. — **Pathologie du sang,** par A. Gilbert, professeur agrégé, médecin des hôpitaux de Paris. — **Intoxications,** par A. Richardière, médecin des hôpitaux de Paris.

Traité des
Maladies de l'Enfance

PUBLIÉ SOUS LA DIRECTION DE MM.

J. GRANCHER
Professeur à la Faculté de médecine de Paris,
Membre de l'Académie de médecine, médecin de l'hôpital des Enfants-Malades.

J. COMBY
Médecin
de l'hôpital des Enfants-Malades.

A.-B. MARFAN
Agrégé,
Médecin des hôpitaux.

5 vol. grand in-8° avec figures dans le texte. . **90** fr.

DIVISIONS DE L'OUVRAGE

TOME I. — *1 vol. in-8° de* xvi-846 *pages avec fig. dans le texte.* **18** fr.
Physiologie et hygiène de l'enfance. — Considérations thérapeutiques sur les maladies de l'enfance. — Maladies infectieuses.

TOME II. — *1 vol. in-8° de* 848 *pages avec fig. dans le texte.* **18** fr.
Maladies générales de la nutrition. — Maladies du tube digestif.

TOME III. — *1 vol. de* 950 *pages avec figures dans le texte.* **20** fr.
Abdomen et annexes. — Appareil circulatoire. — Nez, larynx et annexes.

TOME IV. — *1 vol. de* 880 *pages avec figures dans le texte.* **18** *fr.*
Maladies des bronches, du poumon, des plèvres, du médiastin. — Maladies du système nerveux.

TOME V. — *1 vol. de* 890 *pages avec figures dans le texte.* **18** fr.
Organes des sens. — Maladies de la peau. — Maladies du fœtus et du nouveau-né. — Maladies chirurgicales des os, articulations, etc. — *Table alphabétique des matières des 5 volumes.*

CHAQUE VOLUME EST VENDU SÉPARÉMENT

Traité de Thérapeutique chirurgicale

PAR

Emile FORGUE
Professeur de clinique chirurgicale
à la Faculté de médecine de Montpellier,
Membre correspondant
de la Société de Chirurgie,
Chirurgien en chef de l'hôpital St-Eloi,
Médecin-major hors cadre.

Paul RECLUS
Professeur agrégé
à la Faculté de médecine de Paris,
Chirurgien de l'hôpital Laënnec,
Secrétaire général
de la Société de Chirurgie,
Membre de l'Académie de médecine.

DEUXIÈME ÉDITION ENTIÈREMENT REFONDUE

AVEC 472 FIGURES DANS LE TEXTE

2 volumes grand in-8° de 2116 *pages* . . . . **34** fr.

Traité d'Anatomie Humaine

PUBLIÉ SOUS LA DIRECTION DE

P. POIRIER
Professeur agrégé
à la Faculté de Médecine de Paris
Chirurgien des Hôpitaux.

A. CHARPY
Professeur d'anatomie
à la Faculté de Médecine
de Toulouse.

PAR MM.

A. CHARPY
Professeur d'anatomie
à la Faculté de Toulouse.

A. NICOLAS
Professeur d'anatomie
à la Faculté de Nancy.

A. PRENANT
Professeur d'histologie
à la Faculté de Nancy.

P. POIRIER
Professeur agrégé
à la Faculté de médecine
de Paris
Chirurgien des hôpitaux.

P. JACQUES
Professeur agrégé
à la Faculté de Nancy
Chef des travaux
anatomiques.

RIEFFEL
Chef des travaux anato-
miques à la Faculté
de Médecine de Paris
Chirurgien des hôpitaux.

M. Poirier s'est associé, pour la direction de cette importante publication, son ami et collaborateur M. le professeur A. Charpy. En réunissant leurs efforts, les deux directeurs pourront hâter l'achèvement de l'ouvrage et le mener à bonne fin dans le courant de l'année 1899.

ÉTAT DE LA PUBLICATION AU 1er JANVIER 1899

TOME PREMIER

Embryologie; Ostéologie; Arthrologie. *Deuxième édition.* Un volume grand in-8º avec 807 figures en noir et en couleurs . . . . . **20 fr.**

TOME DEUXIÈME

1er Fascicule : **Myologie.** Un volume grand in-8º avec 312 figures. **12 fr.**
2e Fascicule : **Angéiologie** (*Cœur et Artères*). Un volume grand in-8º avec 145 figures en noir et en couleurs . . . . **8 fr.**
3º Fascicule : **Angéiologie** (*Capillaires, Veines*). Un volume grand in-8º avec 75 figures en noir et en couleurs . . . . **6 fr.**

TOME TROISIÈME

1er Fascicule : **Système nerveux** (*Méninges, Moelle, Encéphale*). 1 vol. grand in-8º avec 204 figures en noir et en couleurs . . **10 fr.**
2e Fascicule : **Système nerveux** (*Encéphale*). Un vol. grand-in-8º avec 206 figures en noir et en couleurs. . . . . **12 fr.**

TOME QUATRIÈME

1er Fascicule : **Tube digestif.** Un volume grand in-8º, avec 158 figures en noir et en couleurs . . . . **12 fr.**
2e Fascicule : **Appareil respiratoire**; *Larynx, trachée, poumons, plèvres, thyroïde, thymus.* Un volume grand in-8º, avec 124 figures en noir et en couleurs. . . . . **6 fr.**

IL RESTE A PUBLIER :

Un fascicule du tome II (Lymphatiques);
Un fascicule du tome III (Nerfs périphériques. Organes des sens);
Un fascicule du tome IV (Organes génito-urinaires).

L'ŒUVRE MÉDICO-CHIRURGICAL
Dʳ CRITZMAN, *directeur*

Suite de Monographies cliniques

SUR LES QUESTIONS NOUVELLES

en Médecine, en Chirurgie et en Biologie

La science médicale réalise journellement des progrès incessants ; les questions et découvertes vieillissent pour ainsi dire au moment même de leur éclosion. Les traités de médecine et de chirurgie, quelque rapides que soient leurs différentes éditions, auront toujours grand'peine à se tenir au courant.

C'est pour obvier à ce grave inconvénient, auquel les journaux, malgré la diversité de leurs matières, ne sauraient remédier, que nous avons fondé, avec le concours des savants et des praticiens les plus autorisés, un recueil de Monographies dont le titre général, *l'Œuvre médico-chirurgical*, nous paraît bien indiquer le but et la portée.

Nous publions, aussi souvent qu'il est nécessaire, des fascicules de 30 à 40 pages dont chacun résume et met au point une question médicale à l'ordre du jour, et cela de telle sorte qu'aucune ne puisse être omise au moment opportun.

CONDITIONS DE LA PUBLICATION

Chaque monographie est vendue séparément . . . . . . **1** *fr.* **25**

Il est accepté des abonnements pour une série de 10 Monographies au prix à forfait et payable d'avance de **10** francs pour la France et **12** francs pour l'étranger (port compris).

MONOGRAPHIES PUBLIÉES

Nᵒ 1. **L'Appendicite,** par le Dʳ Félix Legueu, chirurgien des hôpitaux.

Nᵒ 2. **Le Traitement du mal de Pott,** par le Dʳ A. Chipault, de Paris.

Nᵒ 3. **Le Lavage du Sang,** par le Dʳ Lejars, professeur agrégé, chirurgien des hôpitaux, membre de la Société de chirurgie.

Nᵒ 4. **L'Hérédité normale et pathologique,** par le Dʳ Ch. Debierre, professeur d'anatomie à l'Université de Lille.

Nᵒ 5. **L'Alcoolisme,** par le Dʳ Jaquet, privat-docent à l'Université de Bâle.

Nᵒ 6. **Physiologie et pathologie des sécrétions gastriques,** par le Dʳ A. Verhaegen, assistant à la Clinique médicale de Louvain.

Nᵒ 7. **L'Eczéma,** par le Dʳ Leredde, chef de laboratoire, assistant de consultation à l'hôpital Saint-Louis.

Nᵒ 8. **La Fièvre jaune,** par le Dʳ Sanarelli, directeur de l'Institut d'hygiène expérimentale de Montévidéo.

Nᵒ 9. **La Tuberculose du rein,** par le Dʳ Tuffier, professeur agrégé, chirurgien de l'hôpital de la Pitié.

Nᵒ 10. **L'Opothérapie. Traitement de certaines maladies par des extraits d'organes animaux,** par A. Gilbert, professeur agrégé, chef du laboratoire de thérapeutique à la Faculté de médecine de Paris, et P. Carnot, docteur ès sciences, ancien interne des hôpitaux de Paris.

Nᵒ 11. **Les Paralysies générales progressives,** par le Dʳ Klippel, médecin des hôpitaux de Paris.

Nᵒ 12. **Le Myxœdème,** par le Dʳ Thibierge, médecin de l'hôpital de la Pitié.

Nᵒ 13. **La Néphrite des Saturnins,** par le Dʳ H. Lavrand, professeur à la Faculté catholique de Lille.

Bibliothèque
d'Hygiène thérapeutique

DIRIGÉE PAR

Le Professeur PROUST

Membre de l'Académie de médecine, Médecin de l'Hôtel-Dieu,
Inspecteur général des Services sanitaires.

*Chaque ouvrage forme un volume in-16, cartonné toile, tranches rouges
et est vendu séparément : 4 fr.*

Chacun des volumes de cette collection n'est consacré qu'à une seule maladie ou à un seul groupe de maladies. Grâce à leur format, ils sont d'un maniement commode. D'un autre côté, en accordant un volume spécial à chacun des grands sujets d'hygiène thérapeutique, il a été facile de donner à leur développement toute l'étendue nécessaire.

L'hygiène thérapeutique s'appuie directement sur la pathogénie ; elle doit en être la conclusion logique et naturelle. La genèse des maladies sera donc étudiée tout d'abord. On se préoccupera moins d'être absolument complet que d'être clair. On ne cherchera pas à tracer un historique savant, à faire preuve de brillante érudition, à encombrer le texte de citations bibliographiques. On s'efforcera de n'exposer que les données importantes de pathogénie et d'hygiène thérapeutique et à les mettre en lumière.

VOLUMES PARUS

L'Hygiène du Goutteux, par le professeur PROUST et A. MATHIEU, médecin de l'hôpital Andral.

L'Hygiène de l'Obèse, par le professeur PROUST et A. MATHIEU, médecin de l'hôpital Andral.

L'Hygiène des Asthmatiques, par E. BRISSAUD, professeur agrégé, médecin de l'hôpital Saint-Antoine.

L'Hygiène du Syphilitique, par H. BOURGES, préparateur au laboratoire d'hygiène de la Faculté de médecine.

Hygiène et thérapeutique thermales, par G. DELFAU, ancien interne des hôpitaux de Paris.

Les Cures thermales, par G. DELFAU, ancien interne des Hôpitaux de Paris.

L'Hygiène du Neurasthénique, par le professeur PROUST et G. BALLET, professeur agrégé, médecin des hôpitaux de Paris.

L'Hygiène des Albuminuriques, par le Dr SPRINGER, ancien interne des hôpitaux de Paris, chef de laboratoire de la Faculté de médecine à la Clinique médicale de l'hôpital de la Charité.

L'Hygiène du Tuberculeux, par le Dr CHUQUET, ancien interne des hôpitaux de Paris, avec une introduction du Dr DAREMBERG, membre correspondant de l'Académie de médecine.

Hygiène et thérapeutique des maladies de la Bouche, par le Dr CRUET, dentiste des hôpitaux de Paris, avec une préface de M. le professeur LANNE-LONGUE, membre de l'Institut.

Hygiène et thérapeutique des maladies du Cœur, par le Dr VAQUEZ, médecin des hôpitaux de Paris.

Hygiène du Diabétique, par A. PROUST et A. MATHIEU.

VOLUMES EN PRÉPARATION

L'Hygiène des Dyspeptiques, par le Dr LINOSSIER.

Hygiène thérapeutique des maladies de la peau, par le Dr THIBIERGE.

DIEULAFOY (G.), professeur de clinique médicale à la Faculté de médecine de Paris, médecin de l'Hôtel-Dieu, membre de l'Académie de médecine.

> **Clinique médicale de l'Hôtel-Dieu** (1896-1897). 1 vol. grand in-8°, avec figures dans le texte et 1 planche hors texte . . . . **10 fr.**

> **Clinique médicale de l'Hôtel-Dieu** (1897-1898). 1 vol. grand in-8°, avec figures dans le texte . . . . **10 fr.**

PONCET (A.), professeur de clinique chirurgicale à la Faculté de médecine de Lyon, chirurgien en chef de l'Hôtel-Dieu, et **L. BERARD**, chef de clinique à la Faculté de médecine de Lyon, ancien interne des hôpitaux.

> **Traité clinique de l'actinomycose humaine, des pseudo-actinomycoses et de la botryomycose.** 1 vol. in-8°, avec 45 figures dans le texte et 4 planches hors texte en couleurs . . . . **12 fr.**

CHARRIN (A.), professeur remplaçant au Collège de France, directeur du laboratoire de médecine expérimentale (Hautes-Études), ancien vice-président de la Société de Biologie, médecin des hôpitaux.

> **Les défenses naturelles de l'organisme ;** *leçons professées au Collège de France.* 1 vol. in-8° . . . . **6 fr.**

PANAS (Ph.), professeur de clinique ophtalmologique à la Faculté de médecine de Paris, chirurgien de l'Hôtel-Dieu, membre de l'Académie de médecine.

> **Leçons de clinique ophtalmologique** professées à l'Hôtel-Dieu, recueillies et publiées par le Dʳ A. Castan, de Béziers. 1 vol. in-8° avec figures dans le texte . . . . . . **5 fr.**

FLOQUET (Dʳ Ch.), licencié en droit, médecin en chef du Palais de Justice et du Tribunal de Commerce de Paris.

> **Code pratique des honoraires médicaux,** ouvrage indispensable aux Médecins, Sages-Femmes, Chirurgiens, Dentistes, Pharmaciens, Étudiants, avec une préface de M. Brouardel, doyen de la Faculté de médecine de Paris. 2 vol. petit in-8° . . . . **10 fr.**

REGNARD (Dʳ Paul), membre de l'Académie de médecine, directeur-adjoint du Laboratoire de physiologie à la Sorbonne.

> **La Cure d'Altitude ;** deuxième édition, avec 29 planches hors texte et 110 figures dans le texte. 1 vol. grand in-8°, relié toile . . . . **15 fr.**

Les maladies microbiennes des Animaux, par
Ed. **NOCARD**, professeur à l'École d'Alfort, membre de l'Académie
de médecine, et E. **LECLAINCHE**, professeur à l'École vétérinaire
de Toulouse. *Deuxième édition, entièrement refondue.* 1 fort volume
grand in-8º . . . . **16** fr.

**Traité des maladies chirurgicales d'origine
congénitale,** par le Dr E. **KIRMISSON**, professeur agrégé à
la Faculté de médecine, chirurgien de l'Hôpital Trousseau, membre
de la Société de Chirurgie. 1 volume grand in-8º avec 311 figures
dans le texte et 2 planches en couleurs. . . . . **15** fr.

**Recherches anatomiques et cliniques sur le
glaucome et les néoplasmes intra-oculaires,**
par **Ph. PANAS**, professeur de clinique ophtalmologique à la Faculté de médecine, chirurgien de l'Hôtel-Dieu, membre de l'Académie de médecine, et le Dr **ROCHON-DUVIGNEAUD**, ancien chef
de clinique de la Faculté. 1 volume in-8º avec 41 figures dans le
texte . . . . **7** fr.

Traité d'Ophtalmoscopie, par Étienne **ROLLET**, professeur agrégé à la Faculté de médecine, chirurgien des hôpitaux de
Lyon. 1 volume in-8º avec 50 photographies en couleurs et 75 figures dans le texte, cartonné toile, tranches rouges. . . . . **9** fr.

Cliniques chirurgicales de l'Hôtel-Dieu, par
Simon **DUPLAY**, professeur de clinique chirurgicale à la Faculté
de médecine de Paris, membre de l'Académie de médecine, chirurgien de l'Hôtel-Dieu, recueillies et publiées par les Drs **Maurice
CAZIN**, chef de clinique chirurgicale à l'Hôtel-Dieu, et S. **CLADO**,
chef des travaux gynécologiques. *Deuxième série.* 1 volume grand
in-8º avec figures . . . . **8** fr.

**Consultations médicales sur quelques maladies
fréquentes.** *Quatrième édition, revue et considérablement
augmentée,* suivie de **quelques principes de Déontologie médicale** et précédée de **quelques règles pour l'examen des malades,**
par le Dr **J. GRASSET**, professeur de clinique médicale à l'Université de Montpellier, correspondant de l'Académie de médecine.
1 volume in-16, reliure souple, peau pleine. . . . . . . **4** fr. **50**

Le Bandage herniaire : Autrefois-Aujourd'hui,
par **Léon** et **Jules RAINAL**. 1 fort volume très grand in-8º, avec
324 gravures intercalées dans le texte. . . . . **10** fr.

L'Anatomie comparée
des Animaux
BASÉE SUR L'EMBRYOLOGIE.

Par **LOUIS ROULE**
LAURÉAT DE L'INSTITUT (Grand Prix des Sciences Physiques),
PROFESSEUR A L'UNIVERSITÉ DE TOULOUSE (Faculté des Sciences).

Deux volumes grand in-8° de XXVI-1970 pages
avec 1202 figures dans le texte . . . . 48 fr.

Ce traité ne s'adresse pas seulement aux étudiants désireux d'avoir un guide en anatomie. Il est de portée plus haute. Par sa méthode de rigoureuse logique, par son esprit de synthèse, il mérite d'intéresser les personnes qui, de près ou de loin, s'attachent aux sciences biologiques, soit pour elles-mêmes, soit pour leurs applications, soit pour leurs conséquences philosophiques.

L'ouvrage comprend deux volumes, et compte 1970 pages. Il est divisé en seize chapitres, dont chacun renferme l'étude anatomique d'un embranchement déterminé. Les chapitres varient, dans leur étendue, suivant l'importance des embranchements ; certains se réduisent à quelques pages ; d'autres, celui des *Vertébrés* par exemple, en mesurent près de six cents, et constituent autant de traités spéciaux. Les figures, nouvelles pour la plupart, sont nombreuses, et fort soignées ; rien n'a été omis pour les rendre des plus artistiques, sans ôter à leur valeur scientifique ni à leur simplicité.

Les Colonies animales
et la formation des organismes

Par **Edmond PERRIER**
Membre de l'Institut, Professeur au Muséum d'Histoire Naturelle.

DEUXIÈME ÉDITION
1 vol. gr. in-8° avec *2 planches hors texte et 158 figures.* **18 fr.**

Dans cette deuxième édition d'un livre bien connu non seulement des naturalistes mais aussi des philosophes et des sociologistes, l'auteur n'a eu à modifier en rien ni le fond de sa doctrine, ni les arguments principaux sur lesquels il s'appuyait. Certains chapitres ont été plus ou moins profondément remaniés de manière à enregistrer quelques points de vue nouveaux ou à éliminer quelques objections ; tel est le chapitre relatif aux *Formes originelles des vers annelés et des animaux articulés ;* tel est aussi le chapitre sur l'*Individualité*, auquel la sanction du temps écoulé permettait de donner des conclusions plus fermes et plus rigoureusement scientifiques.

La préface de la première édition était uniquement consacrée à présenter au public l'idée mère du livre qui, neuve alors, n'a plus, aujourd'hui, besoin d'être présentée ; M. Perrier a pensé qu'il convenait plutôt d'en montrer la fécondité ; il a résumé dans une préface de 32 pages toute la théorie de la formation et de l'évolution des organismes, et mis en relief la part qu'ont prise à cette évolution les diverses forces qui agissent encore autour de nous.

Traité
des Matières colorantes

ORGANIQUES ET ARTIFICIELLES

de leur préparation industrielle et de leurs applications

Par **Léon LEFÈVRE**

Ingénieur (E. I. R.), Préparateur de chimie à l'École Polytechnique.

Préface de **E. GRIMAUX**, *membre de l'Institut.*

2 volumes grand in-8° comprenant ensemble 1650 pages, reliés toile anglaise, avec 31 gravures dans le texte et 261 échantillons.

Prix des deux volumes : **90 francs.**

Le *Traité des matières colorantes* s'adresse à la fois au monde scientifique par l'étude des travaux réalisés dans cette branche si compliquée de la chimie, et au public industriel par l'exposé des méthodes rationnelles d'emploi des colorants nouveaux. L'auteur a réuni dans des tableaux qui permettent de trouver facilement une couleur quelconque, toutes les couleurs indiquées dans les mémoires et dans les brevets. La partie technique contient, avec l'indication des brevets, les procédés employés pour la fabrication des couleurs, la description et la figure des appareils, ainsi que la description des procédés rationnels d'application des couleurs les plus récentes. Cette partie importante de l'ouvrage est illustrée par un grand nombre d'échantillons teints ou imprimés, *fabriqués spécialement pour l'ouvrage.*

Chimie
des Matières colorantes

PAR

A. SEYEWETZ	**P. SISLEY**
Chef des travaux à l'École de chimie industrielle de Lyon	Chimiste-Coloriste

1 volume grand in-8° de 822 pages . . . . **30** *fr.*

Les auteurs, dans cette importante publication, se sont proposé de réunir sous la forme la plus rationnelle et la plus condensée tous les éléments pouvant contribuer à *l'enseignement de la chimie des matières colorantes*, qui a pris aujourd'hui une extension si considérable. Cet ouvrage est, par le plan sur lequel il est conçu, d'une utilité incontestable non seulement aux chimistes se destinant soit à la fabrication des matières colorantes, soit à la teinture, mais à tous ceux qui sont désireux de se tenir au courant de ces remarquables industries.

BIBLIOTHÈQUE

DE LA

Revue générale des Matières colorantes

ET DES INDUSTRIES QUI S'Y RATTACHENT

VOLUMES PARUS

Des mordants en teinture et en impression, par Ch. Gros-Renaud. 1 vol. in-16, avec 60 échantillons teints ou imprimés sur toile et coton, relié toile . . . . **10 fr.**

Rongeage du rouge turc par la méthode alcaline, par Wlad. Triapkine. 1 vol. in-16, avec 24 grands échantillons imprimés sur tissus de coton et de fabrication russe, de 5 figures et de 1 planche hors texte, relié toile. . . . . **5 fr.**

Matières colorantes et microbes, par le Dr M. Nicolle, directeur de l'Institut impérial de bactériologie de Constantinople. 1 vol. in-16, avec 10 figures et 1 planche en couleurs. . **2 fr.**

VIENT DE PARAITRE

LE

GAZ RICHÉ

Ses Applications Industrielles

PAR

Ch. VIGREUX | **Eug. BARDOLLE**
Ingénieur des Arts et Manufactures | Ancien élève de l'École Polytechnique
Répétiteur à l'École Centrale | Ingénieur civil

1 volume in-16 avec figures dans le texte. . . . **2 fr.**

Obtenir en tout lieu et en très peu de temps, avec commodité et au moyen d'appareils très simples, fonctionnant bien et sans arrêt possible, pour un prix variable de un à trois centimes le mètre cube, un gaz ayant un pouvoir calorifique élevé et se prêtant dans de bonnes conditions à toutes les applications du gaz de ville, était un problème du plus grand intérêt. Cette étude de l'invention de M. Riché fera comprendre dans quelle large mesure il a résolu cette importante question.

Traité
d'Analyse chimique

QUANTITATIVE PAR ÉLECTROLYSE

PAR

J. RIBAN

Professeur chargé du cours d'analyse chimique
et maître de conférences à la Faculté des sciences de l'Université de Paris.

1 vol. grand in-8°, avec 96 figures dans le texte.   **9 fr.**

L'analyse quantitative par électrolyse acquiert chaque jour une plus grande importance dans les laboratoires consacrés à la science ou aux essais industriels. Ses méthodes ont très heureusement simplifié bien des problèmes délicats et introduit dans les dosages ordinaires, tout en conservant l'exactitude indispensable, une grande rapidité d'exécution.

Le livre que l'auteur présente aujourd'hui sur ce sujet n'est que le développement d'une portion du cours d'analyse quantitative qu'il professe depuis bien des années à la Faculté des sciences de l'Université de Paris. Il a pour but, non seulement d'initier le lecteur à l'analyse chimique par électrolyse, mais encore de lui servir de guide dans ses applications journalières.

Tenu au courant des derniers progrès accomplis, il résume l'état actuel de la science sur la question qui en fait l'objet.

Cet ouvrage est divisé en quatre parties :

La première partie est consacrée aux notions préliminaires de physique les plus indispensables au chimiste qui veut aborder avec fruit l'étude et la pratique de l'analyse électrolytique : définitions, généralités, lois, sources d'électricité, appareils de mesure, leur maniement et leur contrôle, appareils d'électrolyse, etc... Ces notions, exposées en vue de la pratique, sont mises sous une forme élémentaire à la portée de tous.

La deuxième partie traite du dosage individuel des métaux et des métalloïdes par électrolyse.

La troisième, de la séparation des métaux par le même moyen.

La quatrième, enfin, n'est qu'un recueil d'exemples et de marches à suivre dans les analyses complexes en général, et plus particulièrement dans les analyses des produits industriels et des minerais.

De nombreux tableaux numériques, pour les mesures ou les calculs relatifs à l'électrolyse, terminent l'ouvrage.

Paris. — L. Maretheux, imprimeur, 1, rue Cassette. — 14632.

ÉLÉMENTS DE LA THÉORIE

DES

FONCTIONS ELLIPTIQUES

PAR

Jules TANNERY,

Sous-Directeur des Études scientifiques à l'Ecole Normale supérieure,

Jules MOLK,

Professeur à l'Université de Nancy.

QUATRE VOLUMES GRAND IN-8, SE VENDANT SÉPARÉMENT.

Tome   I : Introduction. Calcul différentiel (Iʳᵉ Partie); 1893........ **7 fr. 50** c.
Tome II : Calcul différentiel (IIᵉ Partie); 1896.................... **9 fr.** »
Tome III : Calcul intégral (Iʳᵉ Partie); 1898..................... **8 fr. 50** c.
Tome IV : Calcul intégral (IIᵉ Partie) et Applications........... (*Sous presse.*)

LEÇONS SUR L'ÉLECTRICITÉ

PROFESSÉES A L'INSTITUT ÉLECTROTECHNIQUE MONTEFIORE
ANNEXÉ A L'UNIVERSITÉ DE LIÉGE,

Par M. Eric GÉRARD,

Directeur de l'Institut Électrotechnique Montefiore.

5ᵉ ÉDITION, REFONDUE ET COMPLÉTÉE.

Tome I : Théorie de l'Électricité et du Magnétisme. Électrométrie. Théorie et construction des générateurs et des transformateurs électriques, avec 381 figures; 1897... **12 fr.**

Tome II : Canalisation et distribution de l'énergie électrique. Application de l'électricité à la télégraphie et à la téléphonie, à la production et à la transmission de la puissance motrice, à la traction, à l'éclairage et à la métallurgie. Avec 378 figures; 1898 .... **12 fr.**

COURS DE CHEMINS DE FER

PROFESSÉ A L'ÉCOLE NATIONALE DES PONTS ET CHAUSSÉES,

Par M. C. BRICKA,

Ingénieur en chef de la voie et des bâtiments aux Chemins de fer de l'État.

DEUX VOLUMES GRAND IN-8; 1894 (E. T. P.)

TOME I : Études. — Construction. — Voie et appareils de voie. — Volume de VIII-634 pages avec 326 figures; 1894 . . . . **20 fr.**

TOME II : Matériel roulant et Traction. — Exploitation technique. — Tarifs. — Dépenses de construction et d'exploitation. — Régime des concessions. — Chemins de fer de systèmes divers. — Volume de 709 pages, avec 177 figures; 1894 . . . . . **20 fr.**

COUVERTURE DES ÉDIFICES

ARDOISES, TUILES, MÉTAUX, MATIÈRES DIVERSES,

Par M. J. DENFER,

Architecte, Professeur à l'École Centrale.

UN VOLUME GRAND IN-8, AVEC 429 FIG.; 1893 (E. T. P.).. **20 FR.**

CHARPENTERIE MÉTALLIQUE

MENUISERIE EN FER ET SERRURERIE,

Par M. J. DENFER,

Architecte, Professeur à l'École Centrale.

DEUX VOLUMES GRAND IN-8; 1894 (E. T. P.).

TOME I : Généralités sur la fonte, le fer et l'acier. — Résistance de ces matériaux. — Assemblages des éléments métalliques. — Chaînages, linteaux et poitrails. — Planchers en fer. — Supports verticaux. Colonnes en fonte. Poteaux et piliers en fer. — Grand in-8 de 584 pages avec 479 figures; 1894 . . . . **20 fr.**

TOME II : Pans métalliques. — Combles. — Passerelles et petits ponts. — Escaliers en fer. — Serrurerie. (Ferrements des charpentes et menuiseries. Paratonnerres. Clôtures métalliques. Menuiserie en fer. Serres et vérandas). — Grand in-8 de 626 pages avec 571 figures; 1894 . . . . **20 fr.**

ÉLÉMENTS ET ORGANES DES MACHINES

Par M. Al. GOUILLY,

Ingénieur des Arts et Manufactures.

GRAND IN-8 DE 406 PAGES, AVEC 710 FIG.; 1894 (E. I.) . . . . **12 FR.**

ENCYCLOPÉDIE SCIENTIFIQUE DES AIDE-MÉMOIRE

DIRIGÉE PAR M. LÉAUTÉ, MEMBRE DE L'INSTITUT

Collection de 250 volumes petit in-8 (30 à 40 volumes publiés par an)

CHAQUE VOLUME SE VEND SÉPARÉMENT : BROCHÉ, **2 FR. 50**; CARTONNÉ, **3 FR.**

Ouvrages parus

Section de l'Ingénieur

PICOU. — Distribution de l'électricité. 2 vol.).

A. GOUILLY. — Air comprimé ou raréfié. — Géométrie descriptive (3 vol.).

DWELSHAUVERS-DERY. — Machine à vapeur. — I. Etude expérimentale calorimétrique. — II. Etude expérimentale dynamique.

A. MADAMET. — Tiroirs et distributeurs de vapeur. — Détente variable de la vapeur. — Epures de régulation.

M. DE LA SOURCE. — Analyse des vins.

ALHEILIG. — I. Travail des bois. — II. Corderie. — III. Construction et résistance des machines à vapeur.

AIMÉ WITZ. — I. Thermodynamique. — II. Les moteurs thermiques.

LINDET. — La bière.

TH. SCHLŒSING fils. — Chimie agricole.

SAUVAGE. — Moteurs à vapeur.

LE CHATELIER. — Le grisou.

DUDEBOUT. — Appareils d'essai des moteurs à vapeur.

CRONEAU. — I. Canon, torpilles et cuirasse. — II. Construction du navire.

H. GAUTIER. — Essais d'or et d'argent.

LECOMTE. — Les textiles végétaux.

DE LAUNAY. — I. Les gîtes métallifères. — II. Production métallifère.

BERTIN. — Etat de la marine de guerre.

FERDINAND JEAN. — L'industrie des peaux et des cuirs.

BERTHELOT. — Calorimétrie chimique.

DE VIARIS. — L'art de chiffrer et déchiffrer les dépêches secrètes.

GUILLAUME. — Unités et étalons.

WIDMANN. — Principes de la machine à vapeur.

MINEL (P.). — Électricité industrielle. (2 vol.). — Électricité appliquée à la marine. — Régularisation des moteurs des machines électriques.

HÉBERT. — Boissons falsifiées.

NAUDIN. — Fabrication des vernis.

SINIGAGLIA. — Accidents de chaudières.

GUENEZ. — Décoration de la porcelaine au feu de moufle.

VERMAND. — Moteurs à gaz et à pétrole.

MEYER (Ernest). — L'utilité publique et la propriété privée.

WALLON. — Objectifs photographiques.

BLOCH. — Eau sous pression.

Section du Biologiste

FAISANS. — Maladies des organes respiratoires.

MAGNAN et SÉRIEUX. — I. Le délire chronique. — II. La paralysie générale.

AUVARD. — I. Séméiologie génitale. — II. Menstruation et fécondation.

G. WEISS. — Electro-physiologie.

BAZY. — Maladies des voies urinaires. (2 vol.).

TROUSSEAU. — Hygiène de l'œil.

FÉRÉ. — Epilepsie.

LAVERAN. — Paludisme.

POLIN et LABIT. — Aliments suspects.

BERGONIÉ. — Physique du physiologiste et de l'étudiant en médecine.

MÉGNIN. — I. Les acariens parasites. — II. La faune des cadavres.

DEMELIN. — Anatomie obstétricale.

CUÉNOT. — I. Les moyens de défense dans la série animale. — II. L'influence du milieu sur les animaux.

A. OLIVIER. — L'accouchement normal.

BERGÉ. — Guide de l'étudiant à l'hôpital.

CHARRIN. — I. Les poisons de l'urine. — II. Poisons du tube digestif. — III. Poisons des tissus.

ROGER. — Physiologie normale et pathologique du foie.

BROCQ et JACQUET. — Précis élémentaire de dermatologie (5 vol.).

HANOT. — De l'endocardite aiguë.

WEILL-MANTOU. — Guide du médecin d'assurances sur la vie.

LANGLOIS. — Le lait.

DE BRUN. — Maladies des pays chauds. (2 vol.).

BROCA. — Tumeurs blanches des membres chez l'enfant.

DU CAZAL ET CATRIN. — Médecine légale militaire.

LAPERSONNE (DE). — Maladies des paupières et des membranes externes de l'œil.

KŒHLER. — Applications de la photographie aux Sciences naturelles.

BEAUREGARD. — Le microscope.

LESAGE. — Le choléra.

LANNELONGUE. — La tuberculose chirurgicale.

CORNEVIN. — Production du lait.

J. CHATIN. — Anatomie comparée (4 v.).

ENCYCLOPÉDIE SCIENTIFIQUE DES AIDE-MÉMOIRE

Ouvrages parus

Section de l'Ingénieur

DE MARCHENA. — Machines frigorifiques (2 vol.).

PRUD'HOMME. — Teinture et impression.

SOREL. — I. La rectification de l'alcool. — II. La distillation.

DE BILLY. — Fabrication de la fonte.

HENNEBERT (C¹). — I. La fortification. — II. Les torpilles sèches. — III. Bouches à feu. — IV. Attaque des places. — V. Travaux de campagne. — VI. Communications militaires.

CASPARI. — Chronomètres de marine.

LOUIS JACQUET. — La fabrication des eaux-de-vie.

DUDEBOUT et CRONEAU. — Appareils accessoires des chaudières à vapeur.

C. BOURLET. — Bicycles et bicyclettes.

H. LÉAUTÉ et A. BÉRARD. — Transmissions par câbles métalliques.

DE LA BAUME PLUVINEL. — La théorie des procédés photographiques.

HATT. — Les marées.

H. LAURENT. — I. Théorie des jeux de hasard. — II. Assurances sur la vie. — III. Opérations financières.

C¹ VALLIER. — Balistique (2 vol.). — Projectiles. Fusées. Cuirasses (2 vol.).

LELOUTRE. — Le fonctionnement des machines à vapeur.

DARIÈS. — Cubature des terrasses.

SIDERSKY. — I. Polarisation et saccharimétrie. — II. Constantes physiques.

NIEWENGLOWSKI. — Applications scientifiques de la photographie.

ROCQUES (X.). — Alcools et eaux-de-vie.

MOESSARD. — Topographie.

BOURSAULT. — Calcul du temps de pose.

SÉGUELA. — Les tramways.

LEFÈVRE (J.). — I. La Spectroscopie. — II. La Spectrométrie. — III. Éclairage électrique. — IV. Éclairage aux gaz, aux huiles, aux acides gras.

BARILLOT (E.). — Distillation des bois.

MOISSAN et OUVRARD. — Le nickel.

URBAIN. — Les succédanés du chiffon en papeterie.

LOPPÉ — I. Accumulateurs électriques. — II. Transformateurs de tension.

ARIÈS. — I. Chaleur et énergie. — II. Thermodynamique.

FABRY. — Piles électriques.

HENRIET. — Les gaz de l'atmosphère.

DUMONT. — Électromoteurs.

MINET (A.). — I. L'Électro-métallurgie. — II. Les fours électriques. — III. L'électro-chimie.

DUFOUR. — Tracé d'un chemin de fer.

MIRON (F.). — Les huiles minérales.

BORNECQUE. — Armement portatif.

Section du Biologiste

CASTEX. — Hygiène de la voix.

MERKLEN. — Maladies du cœur.

G. ROCHÉ. — Les grandes pêches maritimes modernes de la France.

OLLIER. — I. Résections sous-périostées. — II. Résections des grandes articulations.

LETULLE. — Pus et suppuration.

CRITZMAN. — Le cancer.

ARMAND GAUTIER. — La chimie de la cellule vivante.

SÉGLAS. — Le délire des négations.

STANISLAS MEUNIER. — Les météorites.

GRÉHANT. — Les gaz du sang.

NOCARD. — Les tuberculoses animales et la tuberculose humaine.

MOUSSOUS. — Maladies congénitales du cœur.

BERTHAULT. — Les prairies (2 vol.).

TROUESSART. — Parasites des habitations humaines.

LAMY. — Syphilis des centres nerveux.

RECLUS. — La cocaïne en chirurgie.

THOULET. — Océanographie pratique.

HOUDAILLE. — Météorologie agricole.

VICTOR MEUNIER. — Sélection et perfectionnement animal.

HÉNOCQUE. — Spectroscopie biolog.

GALIPPE et BARRÉ. — Le pain (2 v.).

LE DANTEC. — I. La matière vivante. — II. La Bactéridie charbonneuse. — III. La Forme spécifique.

L'HOTE. — Analyse des engrais.

LARBALÉTRIER. — Les tourteaux. — Résidus industriels employés comme engrais (2 vol.).

LE DANTEC et BÉRARD. — Les sporozoaires.

DEMMLER. — Soins aux malades.

DALLEMAGNE. — Études sur la criminalité (3 vol.).

BRAULT. — Des artérites (2 vol.).

RAVAZ. — Reconstitution du vignoble.

EHLERS. — L'Ergotisme.

BONNIER. — L'Oreille (5 vol.).

DESMOULINS. — Conservation des produits et denrées agricoles.

LOVERDO. — Le ver à soie.

DUBREUILH et BEILLE. — Les parasites animaux de la peau humaine.

KAYSER. — Les levures.

COLLET. — Troubles auditifs des maladies nerveuses.

LOUTRÉ. — Essences forestières.

MONOD. — L'Appendicite.

DALLEMAGNE. — La Volonté (3 vol.).

DELOBELLE et COZETTE. La Vaccine